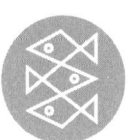

Seit Jahrzehnten engagiert sich Dietrich Grönemeyer mit Leidenschaft für eine menschliche Weltmedizin. Als Professor für Radiologie und Mikrotherapie ist er mit der High-Tech-Medizin engstens vertraut, zugleich aber plädiert er für eine Rückbesinnung auf das jahrtausendealte Wissen der Medizin aus allen Kulturen der Welt und für eine wirkungsvolle Gesundheitsaufklärung, für entschlossene Prävention und für einen fürsorglichen Umgang und ein partnerschaftliches Miteinander von Arzt und Patient.

In diesem Band sind die Überzeugungen und Argumente, ist die so facettenreiche Person Dietrich Grönemeyer in Texten, Einwürfen, Zwischenreden aus der Nähe kennenzulernen. Es geht um das Verhältnis von Kunst und Medizin ebenso wie um die Vermittlung zwischen Naturheilkunde und Schulmedizin, um unseren Umgang mit Alter und Demenz genauso wie um die Scheinheiligkeit der Kostendiskussion im Gesundheitswesen. Erstmals erscheinen hier auch Gedichte und Fotos des leidenschaftlichen Arztes mit Herz und Seele.

Prof. Dr. Dietrich Grönemeyer, einer der bekanntesten Ärzte Deutschlands, ist Inhaber des Lehrstuhls für Radiologie und Mikrotherapie an der Universität Witten / Herdecke. 1997 gründete er das interdisziplinär ausgerichtete Grönemeyer-Institut für Mikro-Therapie in Bochum, in dem heute über 20 Ärzte aus verschiedenen Fachdisziplinen fachübergreifend und integrativ zur Behandlung von Rücken- und Gelenkleiden, aber auch von Herz-Kreislauferkrankungen oder zur Vorsorgediagnostik z.B. von Herz- oder Männerkrankheiten zusammenarbeiten. Seit Jahren Vorsitzender des Wissenschaftsforums Ruhr e.V. – einem Zusammenschluss von 46 Forschungseinrichtungen des Ruhrgebietes wie den Max-Planck- oder Fraunhofer-Instituten, erhielt er für seine Verdienste um die Modernisierung der Region den Titel »Ehrenbürger des Ruhrgebiets«. Als Arzt, Wissenschaftler und Autor zählt Dietrich Grönemeyer zu den entschiedenen Verfechtern einer Medizin zwischen High-Tech und traditionellen Heilweisen mit dem ganzen Menschen im Mittelpunkt. In seiner eigenen Stiftung engagiert er sich dafür mit zahlreichen Projekten, besonders für die Prävention und Gesundheitsförderung von Kindern. Seine Bücher ›Mensch bleiben‹, ›Mein Rückenbuch‹, ›Lebe mit Herz und Seele‹, ›Der kleine Medicus‹ und ›Grönemeyers neues Hausbuch der Gesundheit‹ wurden Bestseller, ebenso wie ›Dein Herz‹, und zuletzt ›Wir Besser-Esser‹, das im Sommer 2012 bei S. Fischer erschienen ist.

Dietrich Grönemeyer

Arzt mit Herz und Seele

Ein persönliches Lesebuch

Fischer Taschenbuch Verlag

Wer keinen Mut hat zum Träumen,
kann nichts Neues bewegen …
Dietrich Grönemeyer

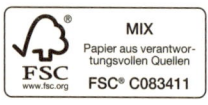

Originalausgabe

Veröffentlicht im Fischer Taschenbuch Verlag,
einem Unternehmen der S. Fischer Verlag GmbH,
Frankfurt am Main, November 2012

© S. Fischer Verlag GmbH, Frankfurt am Main 2012
Satz: Dörlemann Satz, Lemförde
Druck und Bindung: CPI – Clausen & Bosse, Leck
Printed in Germany

ISBN 978-3-596-19408-7

Inhalt

SprachEntwirrung

Sollte Gott
nur Hebräisch reden,
kein Muslim würde ihn verstehen.

Sollte Gott
nur Arabisch reden,
kein Jude würde ihn begreifen.

Sollte Gott
nur Latein sprechen,
die meisten Christen wären hilflos.

Sollte Gott
nur Hindi sprechen,
keine Maus würde ihm lauschen.

Sollte Gott
nur zwitschern oder bellen,
jede Palme würde mitleidig den Kopf schütteln.

Sollte Gott
nur mit den Blättern rascheln,
kein Mensch und niemand würden reagieren.

Seit Zeiten schon grübelt Gott
mit Moses und Mohammed,
mit Buddha, Krishna
und Jesus zusammen,
welche Übersetzung seiner Worte
nun die verständlichste
für die Menschen sei.

Denn Tiere und Pflanzen
verstehen ihn bereits bestens.

2006

Arzt mit Herz, Seele und Leidenschaft

Ein Gespräch mit Dietrich Grönemeyer

Dietrich Grönemeyer zählt ganz sicher zu den bekanntesten Ärzten des Landes, – so eine Art »Hausarzt der Nation«. Man kennt ihn aus dem Fernsehen, seine öffentlichen Auftritte begeistern Kinder wie Erwachsene. Er selbst hat mit der Einführung der Mikrotherapie die medizinische Entwicklung entscheidend vorangetrieben, Operationsverfahren revolutioniert. Als Publizist scheut er sich nicht, den Reformeifer der Gesundheitspolitiker kritisch zu beleuchten. Zugleich auch Unternehmer hat er die Begriffe »Gesundheitswirtschaft« und »med. in Germany« als Gütesiegel deutscher Medizin geprägt. Mit dem »kleinen Medicus« ist es dem Bestseller-Autor Dietrich Grönemeyer gelungen, eine literarische Figur zu erschaffen, der unterdessen viele Kinder ihre medizinische Aufklärung verdanken. Sogar mit einem eigenen Gesundheits-Musical konnte er Aufsehen erregen.

Frage
Versuch einer Annäherung an das »Phänomen« Dietrich Grönemeyer: Da ist der Arzt, der Wissenschaftler und Unternehmer – da gibt es den Buchautor, Gesundheitspolitiker und nicht zuletzt den Entertainer Dietrich Grönemeyer. Wer oder was sind Sie vor allem und zuerst?

Antwort
So habe ich mir diese Frage noch nie gestellt. Ganz spontan kann ich nur sagen, dass ich Arzt bin, und zwar mit großer Lei-

denschaft, sozusagen mit Herz und Seele. Alles andere ergibt sich daraus. Als Arzt habe ich es ja immer mit dem ganzen Menschen zu tun, mit Körper, Geist und Seele. Eine Tatsache, der wir uns, Ärzte wie Patienten, heute leider nicht mehr so bewusst sind wie unsere Vorfahren. Denken Sie nur an Paracelsus, der einmal gesagt hat: Jeder Mensch ist sein eigener Arzt, und die Mediziner können ihm nur dabei helfen, dies so gut wie möglich zu sein. Mit anderen Worten, Arzt und Patient sollten sich auf Augenhöhe begegnen. Der Patient muss medizinisch so aufgeklärt sein, dass er selbst Verantwortung für seine Gesundheit übernehmen kann. Dafür haben auch die Ärzte Sorge zu tragen. Dem muss die Gesellschaft, müssen Politik, Bildungssystem und Gesundheitswirtschaft entsprechen, indem sie die Voraussetzungen dafür schaffen. Aber was tun wir? Wir erwarten alle Heilung von den Ärzten, den Halbgöttern in Weiß, als ob der menschliche Körper eine Maschine wäre, deren Aggregate wie die Komponenten eines Autos je nach Bedarf von diesem oder jenem Spezialisten repariert werden können. Dieser Irrglaube ist die Kehrseite eines Fortschritts und einer High-Tech-Medizin, deren Erfolge gar nicht genug zu schätzen sind, die uns aber auch verführt hat, die ganzheitliche Betrachtung des Menschen zu vernachlässigen. Genau darauf kommt es mir aber an. Die Medizin oder, wie man früher sagte, die Heilkunst ist eines unserer ältesten Kulturgüter. Und sie verlangt, denke ich, mehr vom Arzt als die perfekte Beherrschung alter oder auch neuester Medikamente, Operationsmethoden oder technisch basierter Heilverfahren.

Frage
Bitte noch etwas genauer: Was bedeutet dieses ärztliche Selbstverständnis für Sie?

Antwort

Mit allem, was ich tue – als behandelnder Arzt, als Rückenspezialist sowie als Radiologe, als Wissenschaftler, aber auch als Autor aufklärender Bücher, als Vortragender an Schulen und Kinderuniversitäten, als gelegentlicher Kritiker der Gesundheitspolitik sowie als Fürsprecher eines wirtschaftlich effizient organisierten Gesundheitswesens –, mit allem will ich helfen, Voraussetzungen für ein gesundes und zufriedenes Leben zu schaffen. Wunder kann ohnehin niemand bewirken, auch nicht in der Medizin. Ein Halbgott in Weiß wollte ich nie sein. Weiße Kittel trägt an meinem Institut niemand, die haben mir schon als Kind Angst gemacht. Wobei ich im übrigen natürlich auch Kollegen im weißen Kittel schätze. Ein weißer Kittel schließt ja nicht Menschlichkeit aus, genauso wenig wie der Einsatz von Technik, aber dieser Verzicht auf weiße Kittel gehört eben auch zu meinem persönlichen medizinischen Stil.

Frage

Sie sehen den eigenen Berufsstand bekanntlich außerordentlich kritisch. Warum aber sind Sie persönlich eigentlich Arzt geworden?

Antwort

Als Kind litt ich häufig an Halsschmerzen, Bronchitis oder einer Mittelohrentzündung. Ich erinnere mich noch genau an die schmerzhaften Besuche beim Hals-Nasen-Ohren-Arzt, genauso wie an die Blutabnahmen mit stumpfen Kanülen. Das alles meist ohne ein freundliches oder beruhigendes Wort. Diese Arztbesuche – auch das Röntgen in dunklen Räumen – wirkten traumatisierend. Bis dann nach einer Mandeloperation und einem Eingriff an der Nasenscheidewand die Entscheidung feststand. Das war während meiner Bundeswehrzeit bei einer Nachsorgeuntersuchung, einer überaus schmerzvollen Nasenspiegelung. Bis heute ist mir die Situation gegenwärtig. Plötzlich spürte ich: Du wirst Arzt. Denn es muss doch möglich sein, sehr viele Behandlungen einfacher und sanfter durchzuführen, ohne dass der Patient Angst vor der Prozedur und den Ärzten bekommt. Ich wollte mich einfach nicht mit dem abfinden, was mir solche Furcht einflößte. Die Dinge hinzunehmen war schon damals nicht meine Sache. Das Erschrecken vor den Spritzen verlor sich dann allerdings erst später, als ich Medizin studierte und in einem Krankenhaus hospitierte. Dort lernte ich von einer koreanischen Krankenschwester, wie man schmerzfrei Blut abnehmen oder Spritzen geben kann. Der Respekt vor der Unversehrtheit des Körpers, der vorsichtige und behutsame Umgang mit den medizinischen Instrumenten sowie das Bewusstsein, dass jeder Patient genau wie ich damals in großer Angst sein könnte, sind mir seit dieser Zeit geblieben. Auch der Grundgedanke der chinesischen Medizin, den Menschen als eine Einheit von Körper, Seele und Geist zu verstehen, hat sich bei mir verfestigt. Immer abwegiger erscheint mir dagegen das ausgeprägt organbezogene Denken unserer westlichen Schulmedizin. Deshalb wollte ich mir zunächst auch ein möglichst breites Wissen aneignen, um einmal praktischer Arzt zu werden.

Frage
Hört sich im Rückblick recht zielstrebig an. Aber gab es nie andere Berufswünsche?

Antwort
Nun, ganz so stringent und zielgerichtet, wie es rückschauend erscheint, ist mein Berufsweg nicht verlaufen. Auch bei mir gab

es ein Suchen, das über Umwege führte. Als ich den Entschluss fasste, Arzt zu werden, war ich immerhin schon Anfang Zwanzig.

Frage
Und früher – doch der klassische Jungenstraum: Lokführer oder Pilot?

Antwort
Das kann ich heute gar nicht mehr sagen, vielleicht wollte ich irgendwann für ein paar Monate sogar einmal Pilot werden. Ich fliege heute noch für mein Leben gern. Auf jeden Fall hat mich die Technik von klein auf fasziniert. Ich war wohl das, was man einen begeisterten Bastler nennt, kleine Geräte, bis hin zum Motorrad, alles interessierte mich. Einen Werkzeugkasten hatte ich schon als kleiner Junge, Tischler oder Boots- bzw. Flugzeugbauer wollte ich werden. Später hatte ich eher die Vorstellung, Pfarrer zu werden, so mit 13 Jahren. Das faszinierte mich, ich las gern über verschiedene Religionen und Kulturen und schrieb darüber schon als Redakteur in der Schülerzeitung unseres humanistischen Gymnasiums. Einmal konnte ich sogar Manfred Eigen, den Nobelpreisträger für Chemie, interviewen. Die Aufzeichnungen habe ich neulich erst wieder gefunden. Eigen stammt ja auch aus Bochum und war auf dasselbe Gymnasium gegangen. Heute lese ich mit Erstaunen, worüber wir – der berühmte Professor und ich, der 15-jährige aus der Obertertia – seinerzeit sprachen. Ich hatte den Forscher unter anderem nach der Bedeutung des selbständigen Denkens und Arbeitens der Schüler im Unterricht gefragt. Und er hatte sinngemäß geantwortet, dass die Lehrer viel zu sehr im Mittelpunkt stünden. Die Schüler sollten eigenständiger arbeiten und den Unterricht frei gestalten können, der Lehrer nur kritisierend eingreifen, wenn etwas völlig

schief laufe. Auch von der üblichen Benotung schien er so viel nicht zu halten. Wichtiger als sie seien das Engagement und die Begeisterungsfähigkeit der Schüler. Wenigstens habe ich es mir so notiert. Das gefiel uns, schließlich war es die Zeit des achtundsechziger Aufbegehrens.

Frage
Es scheint, schon damals haben Sie Feuer gefangen?

Antwort
Ja. Und daran hat sich bis heute nichts geändert. Als ich einmal gefragt wurde, was mein größter Vorzug sei, fiel mir zuerst meine Begeisterungsfähigkeit ein. Obwohl sie mich manchmal zu vorschnellen Entscheidungen verführt hat und die Ursache mancher Fehlentscheidungen gewesen ist, ist diese Begeisterungsfähigkeit doch zugleich der Kraftquell meines Lebens.

Frage
Wie stand's denn um den Schüler Dietrich Grönemeyer?

Antwort
Es gab verschiedene Phasen. Prinzipiell interessierte mich mehr alles außerhalb des normalen Unterrichts. Beim Wettbewerb »Jugend forscht« habe ich mich sehr früh beteiligt, auch an Schreibwettbewerben. Ich erinnere mich noch sehr genau an meine Arbeit über die »Alte Bundesstraße B1 zwischen Aachen und Königsberg«, die mich einfach fesselte. Wenn der Unterricht zu langweilig, zu formell war, verlor ich schnell Interesse und Konzentration. Im Prinzip war ich ein Zappelphilipp, ständig hab ich mit dem Stuhl gekippelt, was damals als ein Vergehen galt. Viel lieber wäre ich während der Stunde herumge-

laufen als stillzusitzen. Heute weiß man, dass Kinder mehr Bewegung und Training des Gleichgewichtssinns izu Hause und auch im Unterricht brauchen, wenn sie etwas leisten, also besser lernen sollen und wollen. Seit Jahren engagiere ich mich – inzwischen auch mit der Unterstützung einiger Krankenkassen – für die »bewegte Schule«. Eine Stunde Sport für jedes Kind an jeder Schule. Täglich! Ebenfalls gemeinsames Singen, so meine Forderung. Sport, Musik und Sprachen waren immer meine Lieblingsfächer.

Frage
Wie sind Ihre Eltern damit umgegangen? Immerhin forderten Eltern damals noch eine ganz andere Art von Autorität ein, beanspruchten das entscheidende Mitspracherecht bei der Berufswahl ihrer Kinder. Wie haben Elternhaus und Familie Ihren Lebensweg geprägt – positiv wie negativ?

Antwort
Erstens wurde ich christlich erzogen. Der Besuch des Gottesdienstes am Sonntag gehörte zum familiären Ritual. Das war eine geistige, kulturelle und auch emotionale Erfahrung, für die ich meinen Eltern dankbar bin. Auch meine Freude am Singen kommt von daher. Wenn ich von Gemeinden dazu eingeladen werde, gehe ich heute selbst immer wieder mal auf die Kanzel, wie in der Kreuzkirche in Bonn. Gerade in unserer modernen Welt, wo wir in der Gefahr sind, uns vom naturwissenschaftlichen Fortschritt zu mancherlei Allmachtphantasien verführen zu lassen, haben wir als Ärzte allen Grund, uns in einer gewissen Demut dem Leben gegenüber zu üben. Und die Religionen, gleich welche, spielen dabei eine große Rolle. Der zweite Punkt, der mir wichtig erscheint, ist die Sportbegeisterung. Auch die

habe ich sozusagen mit der Muttermilch eingesogen. Schwimmen, Turnen, Leichtathletik: für alles war und bin ich zu haben. Sport, erst recht Fußball, spielte in unserer Familie eine große Rolle. Mein Vater hatte im Krieg einen Arm verloren und war dennoch oder vielleicht gerade deshalb immer sehr sportlich. Die vielen Fußballturniere, die wir vor allem in den Ferien gemeinsam erlebt haben, sind mir unvergesslich. Auch meine Mutter war damals noch sehr sportlich. Oft hat sie uns erzählt, wie sie als Kind auf den Händen durchs Klassenzimmer gelaufen ist. Im Urlaub, am Strand, konnte sie uns das vormachen. Das waren prägende Eindrücke. Und ich weiß nicht, ob ich ohne diese geistige und körperliche Erziehung später den Weg zur ganzheitlichen Medizin gefunden hätte. Trotz allem aber bin ich – und das ist der dritte Punkt, wenn es um den Einfluss meiner Eltern geht – am Ende nicht das geworden, was ich nach den Wünschen meines Vaters hätte werden sollen.

Frage
Was wäre das gewesen?

Antwort
Obwohl ich 1952 in Clausthal-Zellerfeld geboren wurde, lebten wir seit meiner Kindheit im Ruhrgebiet, in Bochum. Mein Vater war Bergbau-Ingenieur. Mit diesem Beruf und dem Milieu fühlte er sich stark verbunden. Nichts lag für ihn näher, als dass der Sohn, noch dazu der älteste von drei Brüdern, in seine Fußstapfen treten würde. Als ich mit sechzehn die Schule verlassen wollte, um Bootsbauer zu werden, und mir sogar schon einen Ausbildungsplatz besorgt hatte, hat er das verhindert. Ich sollte nach dem Abitur etwas Technisches studieren, um eine Karriere im Bergbau zu machen. Das wollte ich bei aller emotio-

nalen Verbundenheit mit der Bergbauregion Ruhr – ich bin bis heute ein leidenschaftlicher Ruhr-Bürger und Lokalpatriot – nicht.

Frage
Sie erwähnten schon, dass Sie Pfarrer werden wollten.

Antwort
Ja. Tatsächlich habe ich allerdings erst einmal etwas studiert, was meinen Eltern noch viel abwegiger erscheinen musste, nämlich Sinologie und Romanistik. Gelesen hatte ich schon immer gerne. Literatur und Sprachen interessierten mich. Außerdem lag die gesellschaftswissenschaftliche Ausbildung nach »68« gewissermaßen im Zug der Zeit. Ich war noch auf der Suche. Zu der gefühlten Neigung, Arzt zu werden, hatte ich mich geistig noch nicht durchgerungen. Dass es auch dafür eine familiäre Prädestinierung gab, war mir bis dahin, bis zu meinem 20. Lebensjahr, nie bewusst geworden.

Frage
Es gab also im Familienstammbaum vor Ihnen schon Ärzte in der Familie, Mediziner mit dem Namen Grönemeyer?

Antwort
Ja und nein. Denn die ärztliche Familiengeschichte hat sich mütterlicherseits abgespielt, also nicht unter dem Namen Grönemeyer. In dieser Linie befinde ich mich selbst schon in der sechsten Generation von Ärzten und sehe erstaunt, wie viele Anknüpfungspunkte es für mich in dieser Geschichte gibt. Der erste Arzt in der Familie meiner Mutter, mein Ur-Ur-Ur-Urgroßvater Carl Abraham Hunnius, stammte aus Reval, dem heutigen

Tallinn. Als einer der Pioniere wissenschaftlich begründeter Naturheilkunde hat er im 19. Jahrhundert eine neue Methode der Schlammbehandlung entwickelt. Er fand heraus, dass mit der Anwendung von Schlamm und Meerwasser viele Krankheiten gelindert oder gar geheilt werden konnten, beispielsweise Rheumatismus, chronische und nachoperative Rücken-, Nerven- oder Hautkrankheiten, die zum Teil noch heute nach dieser Methode behandelt werden. 1825 gründete er die erste Wasser-Schlamm-Heilanstalt in Hapsal in Estland. Selbst die russische Zarenfamilie ließ sich dort behandeln. 1838 erhielt er den Titel eines »Staatsrats« und wurde in den Adelsstand erhoben. Wie sein Sohn so wurden auch dessen Nachkommen wieder Ärzte. Mein Großvater Herbert Arthur von Hunnius war Facharzt für Hals-, Nasen- und Ohrenkrankheiten, seine Frau, meine Großmutter, Krankengymnastin mit einer speziellen Ausbildung für Säuglingsgymnastik. Meine Mutter schließlich ist während des Zweiten Weltkriegs als Krankenschwester tätig gewesen. Ihre beiden älteren Schwestern hatten eine qualifizierte Ausbildung in der Chirurgie und der Inneren Medizin durchlaufen. Der eine ihrer beiden Brüder war HNO-Arzt wie mein Großvater, der andere Facharzt für Lungenheilkunde. Die jüngste Schwester praktizierte als Krankengymnastin. Doch das alles, diese ganze familiäre Vorprägung samt den ideellen Verbindungen, ist mir erst wirklich bewusst geworden, als ich mich selbst für die Medizin entschieden hatte.

Frage
Da waren Sie etwa 22 Jahre alt. 1974 sind Sie vom philologischen zum naturwissenschaftlichen Studium an die medizinische Fakultät in Kiel gewechselt …

… wobei mir von Anfang an klar war, dass man den Arztberuf nicht ausschließlich naturwissenschaftlich verstehen und ausüben darf. Natürlich war ich einerseits von den Möglichkeiten der modernen Gerätemedizin fasziniert, da kam gleichsam das väterliche technische Erbteil zum Tragen. Andererseits musste Medizin mehr sein als ein hochspezialisierter Reparaturbetrieb. Das wusste ich aus meiner eigenen Patientenerfahrung. Außerdem gab es da eine Orientierung durch das kulturelle Interesse, durch die religiöse Erziehung und vor allem durch die Beschäftigung mit der chinesischen Kultur, ohne die die chinesische Heilkunst nicht zu verstehen ist. Rückblickend möchte ich meine Studienanfänge in der Sinologie sogar als Teil meiner ärztlichen Ausbildung betrachten.   = *Chinakunde*

Frage

Klingt das nicht sehr weit her geholt, – fast ein wenig nach Esoterik?

Antwort

Wieso? Nein, das glaube ich nicht. Im Gegenteil, der ganzheitliche Ansatz verlangt solche Brückenschläge. Ich kann es nur wiederholen: Wir müssen die Medizin wieder als Kulturgut begreifen, um die therapeutischen Traditionen der Heilkunst nutzen zu können. Wer heilt, hat Recht, ob er nun von der Naturheilkunde oder von der modernen High-Tech-Medizin kommt. Eine jahrtausendealte Massagetechnik kann mitunter mehr bewirken als ein falsch diagnostizierter chirurgischer Eingriff. Man muss sie nur kennen, einer muss bereit sein, vom anderen zu lernen. Der Hochmut, mit dem die Schulmedizin der Naturheilkunde viel zu lange begegnet ist, hilft dem Patienten ebenso wenig wie die Abschottung gegen den Fortschritt im umgekehrten Fall. Das gilt umso mehr, als wir uns als Ärzte heute mehr denn je im Spannungsfeld zwischen den großen Möglichkeiten, die wir der Medizintechnik verdanken, und der Empathie gegenüber dem Patienten bewegen. Was das partnerschaftliche Verstehen anlangt, hat die Schulmedizin einen beträchtlichen Nachholbedarf.

Frage
Wenn wir über Jahrtausende alte traditionelle Heilkünste sprechen, so drängt sich mir die Frage auf nach dem Verhältnis von Glaube und Gesundheit, von religiöser Geborgenheit und gesundheitlichem Wohlergehen – gerade weil Sie selbst ja Ihre religiösen Verwurzelungen angesprochen haben bis hin zu Ihrem frühen Berufswunsch, Pfarrer zu werden?

Antwort
Gläubige Menschen haben oft ein grundlegendes Gefühl der Geborgenheit. Der Glaube selbst kann eine Kraftquelle sein, die insbesondere in schwierigen Lebensphasen hilft, auch da noch positiv zu denken. Wie bei dem plötzlichen Tod meines Bruders. Wie verzweifelt war ich, wie sehr habe ich mit mir gerungen und die Existenz eines Schöpfers –diese uns alle tragende Urkraft – in Zweifel gezogen. Doch am Grab meines Bruders wurde mir schlagartig bewusst, dass nicht wir bestimmen, wann wir die Erde betreten oder sie wieder verlassen müssen. Auch ich nicht als Arzt! Unser aller Aufgabe ist, die Erde, die Menschen und Kulturen sowie alle Mitgeschöpfe zu pflegen und die Zukunft solidarisch und liebevoll zu gestalten – allerdings konsequent gegen Ungerechtigkeit und Bösartigkeit, Missgunst und Geldsucht zu verteidigen. Diese tiefe Einsicht hat mich unendlich erleich-

tert, gesundet und mit »fröhlicher« Tatkraft bereichert, trotz großer Traurigkeit und schmerzhaftem Verlust meines so geliebten Bruders.

Frage
Angesichts dieses ganzheitlichen Denkens verwundert es mich schon, dass Sie sich gerade einer medizinischen Fachrichtung verschrieben haben, die wie kaum eine andere von High-Tech-Technologie bestimmt wird, – nämlich der Radiologie?

Antwort
Dazu bin ich über die Arbeit in einer Krebsstation an der Universitätsklinik Kiel gekommen. Dort konnte ich als junger Assistenzarzt tagtäglich erleben, wie entscheidend es ist, sich mit Hilfe der radiologischen Diagnostik ein präzises Bild von der inneren Situation des Körpers und seinen krankhaften Veränderungen zu machen. Erleben musste ich aber auch, dass Diagnostik und Therapie nur allzu oft ohne die nötige Rücksichtnahme auf die Psyche des Patienten geschehen, ohne Beachtung seiner Ängste und Schmerzen. Die später von mir entwickelte und gegen punktuell massive Widerstände des ärztlichen Establishments durchgesetzte Mikrotherapie, eine spezifische Form der miniaturisierten Medizin in Kombination mit der radiologischen Bildgebung, war letztlich ein Schritt auf meinem Weg zu einer sanfteren, den Körper schonenden Medizin.

Frage
Waren Sie der Erste, der die neuen Möglichkeiten von Bildern aus dem Körperinneren nicht nur zur Diagnostik, sondern zugleich auch zur Therapie nutzte?

Antwort

Nicht der Erste, der die radiologische Bildgebung zur Therapie nutzte. Das hatten andere berühmte Ärzte lange vor mir eingeführt. Aber die Computer- und Kernspintomographie erlaubte jetzt ganz neue, wahrhaft sensationelle Einblicke in den Körper. Darauf kam es mir an, diese Möglichkeiten wollte ich für die Therapie nutzen. So entstand die Mikrotherapie. Sie bietet die Möglichkeit, auf den Millimeter genau Gewebestrukturen zu identifizieren und nachher die Instrumente zur Behandlung punktgenau einzuführen. Durch kleinste Öffnungen werden winzige Instrumente und gegebenenfalls auch Mikrozangen, Katheter oder elektrische Sonden zur Schmerztherapie in den Körper eingebracht. Der Arzt kann so beispielsweise Rücken-, Gelenks- oder auch bestimmte Tumoroperationen durchführen, ohne den Körper chirurgisch öffnen zu müssen. Früh schon war mir der Gedanke gekommen, dass sich die hochauflösenden Schnittbildgeräte wie die Computer- oder Kernspintomographie der Radiologen nicht nur für die Diagnostik, sondern auch für operative Eingriffe eignen müssten – so wie die sogenannte interventionelle Radiologie damals schon Katheter unter Durchleuchtung zur Gefäßdiagnostik benutzte. Sie dazu einzusetzen gelang dann 1983/84, als ich den ersten Eingriff – die Entnahme einer Gewebeprobe bei einer Tumorpatientin – im Computertomographen durchführte. Und hier schließt sich nun, wenn man so will, auch wieder ein biographischer Kreis: So wie mein Vater als Bergbau-Ingenieur große Tunnel baute, baue ich jetzt kleine, mikromedizinische Tunnel. Selbst die Geräte, die wir dabei einsetzen, sind vom Bergbau her bekannt, Fräsen, Bohrer, Stützen, nur unendlich viel kleiner, in einer Größe von 0,1 bis 3 Millimetern. Daher der Begriff »Mikrotherapie«.

Da schwingt Stolz mit. Waren Sie damit am Ziel Ihrer ärztlichen Vorstellungen und Träume?

Antwort
Das möchte ich so nicht sagen. Schließlich erkennt man mit jedem Fortschritt, den man macht, dass noch mehr zu erreichen ist. Wir arbeiten und forschen immer weiter, entwickeln neue und bessere Geräte und Instrumente. Gerade haben wir die wissenschaftlichen Voraussetzungen geschaffen, die es erlauben, ein EKG des ungeborenen Kindes schon im Mutterleib zu erstellen. Ständig arbeite ich auch mit meinem Team daran, den Einsatz der Computer zur Instrumentensteuerung zu verbessern oder neue therapeutische Anwendungsfelder oder Kontrastmittel zu entwickeln. Es geht also immer weiter. Richtig ist dennoch: mit der Einführung der Mikrotherapie war es mir schon seinerzeit gelungen, etwas zu verwirklichen, das meinem Traum von schonender Behandlung entsprach. Wir waren einen großen Schritt vorangekommen, hin zu einer ganzheitlich orientierten Medizin, auch wenn ich mich dem zunächst auf einem ganz anderen Fachgebiet, nämlich als Landarzt hatte verschreiben wollen. Dieser Beruf schien mir am besten geeignet, den Kranken mit einem patientennahen und umfassenden Therapiekonzept helfen zu können.

Frage
So ganz scheint mir das aber nicht zusammen zu passen: Denn der Beruf des Landarztes unterscheidet sich doch ziemlich vom High-Tech-Radiologen. Wollten Sie wirklich einmal Landarzt werden?

Antwort

Als junger Arzt habe ich an vielen Wochenenden Nachtdienst in der Notdienstzentrale in Plön am See, oben in der Holsteinischen Schweiz, gemacht. Ich kannte viele Bewohner der umliegenden Dörfer, die Bauern, die Gutshöfe und die Pferdezüchter. Vom einfachen Schnupfen über Asthmaanfälle, die Behandlung von Schmerz- und Krebskranken oder akuten Depressionen bis hin zu Lebensmittelvergiftungen in einem Kinderheim, Tauch- und schweren Autounfällen mit Toten und Hubschraubereinsätzen lernte ich alles kennen, und – noch wichtiger – ich war dabei weitgehend auf mich gestellt. Es war eine intensive Zeit, die mich sehr gefordert und geprägt hat. Ich wollte schon eine Praxis direkt am See übernehmen. Mir gefiel dieses wunderschöne Land.

Frage

Warum ist es anders gekommen?

Antwort

An den Wochenenden war ich zwar auf dem Land, unter der Woche aber in der Ausbildung zum Radiologen an der Kieler Universitätsklinik. Ich hatte die Radiologie für mein Praktisches Jahr ganz bewusst gewählt. Als Landarzt wollte ich in der Lage sein, Röntgenbilder zu interpretieren. Und Kiel bot damals sehr gute Voraussetzungen für diese Ausbildung. Mit der Computertomographie, dem seinerzeit ersten Kernspintomographen in Deutschland, der Nuklearmedizin und der Strahlen- sowie Chemotherapie nahm die Universitätsklinik eine führende Position in der Anwendung hochentwickelter Diagnose- und Therapieverfahren ein. Das war faszinierend für mich, diesem Angebot konnte und wollte ich nicht widerstehen, zumal sich bereits abzeichnete, dass es auch in der Radiologie immer mehr darauf ankommen würde, High-Tech-Medizin und persönliche Zuwendung zum Wohle des Patienten zu verbinden.

Frage
Der Versuch also, Ihre Vorstellungen von einer ganzheitlichen Medizin in eine High-Tech-Medizin zu übertragen, – salopp gesagt ein »Landarzt im radiologischen Forschungslabor«?

Antwort
Ein schmeichelhaftes Bonmot. Aber im Ernst: Ich bin kein Landarzt geworden, obwohl ich nach wie vor gern auf dem Land lebe. Ein klassischer Radiologe, ein reiner Diagnostiker, wie Sie ihn beschrieben haben, bin ich allerdings auch nicht. Was ich dagegen wirklich für mich in Anspruch nehmen möchte, ist, Arzt nicht nur für den Körper, sondern auch für die Seele zu sein.

Frage
Klingt ein wenig romantisierend?

Antwort
Nein, so sehe ich das ganz und gar nicht. Ich bin doch kein Träumer. Es mag freilich bezeichnend für das Ärztebild unserer Gesellschaft sein, dass uns das Selbstverständliche schon wie etwas Romantisches erscheint, das nostalgische Gefühle weckt.

Frage
Was meint für Sie dieses »Selbstverständliche«?

Antwort
Ganz einfach: das Menschliche. Eine Zuwendung des Arztes, die der Patient auch seelisch spürt, nicht diese unterkühlte La-

boratmosphäre. Dass wir uns nicht falsch verstehen, natürlich müssen wir bei allen Untersuchungen, Behandlungen und Eingriffen auf eine sterile Arbeitsatmosphäre achten. Die sprichwörtliche Kuh-Wärme wäre verhängnisvoll, allenfalls Keime und Bakterien würden davon profitieren. Aber der Arzt muss auch die Bereitschaft und die Kraft mitbringen, sich mit menschlicher Wärme auf den Patienten einzulassen. Er muss, wie es der Titel eines meiner Bücher sagt, Mensch bleiben. Das Verstehen, unser menschliches Interesse ist eine entscheidende Voraussetzung erfolgreicher Behandlung, und das umso mehr, je schwerer die Krankheit verläuft. Vielleicht darf ich dazu kurz eine Patientengeschichte erzählen, die mich besonders bewegt hat. Sie liegt viele Jahre zurück. Ich war damals noch Assistenzarzt. Auf unserer Station lag Erny, ein junger Mann von 23 Jahren, mit Lymphknotenkrebs. Bald bekam er einen Klinikkoller und bat mich, ihn ambulant zu betreuen. Dies rief große Aufregung in der Klinik hervor, da ambulante Chemotherapien damals nicht gerade üblich waren. Niemand wollte ein Risiko eingehen, woraufhin Erny mehrere Fluchtversuche unternahm, bis es mir schließlich gelang, meinen Chef dazu zu bewegen, Erny zu entlassen. Er zog bei uns zu Hause ein. Meine Frau und unsere beiden Kinder, damals drei und eineinhalb Jahre alt, freundeten sich sofort mit ihm an. Erny las ihnen häufig vor und spielte mit ihnen. Doch der Tumor entwickelte sich unaufhörlich weiter. Häufig gab es Kreislaufprobleme, da der Tumor am Hals die Halsschlagader teilweise zudrückte. Wiederholt musste ich den Notarzt rufen oder Erny irgendwo in der Stadt notfallmäßig abholen lassen. Dann waren kurze Klinikaufenthalte unvermeidlich. Danach aber kam er immer wieder zu uns – nach Hause. Ich habe in dieser Zeit viele Gespräche mit ihm geführt. Erny hatte große Angst vor dem Sterben. Immer wieder fragte er mich, ob ich nicht das

Sterben verhindern könne und was auf ihn zukommen würde. Nach anfänglichen Schwierigkeiten, über den Tod zu sprechen – ich war auf diese Situation weder im Studium vorbereitet worden noch gesprächsgeschult –, gewann ich langsam die Kraft, mich neben ihn zu setzen, ihn in den Arm zu nehmen und mit ihm darüber nachzudenken, dass das, was auf ihn zukommen würde, keiner von uns schon erlebt hat, dass der Tod aber ein wesentlicher Bestandteil menschlicher Existenz und das irdische Leben nur Teil einer gesamten kosmischen Existenz ist. Wenn es einen Gott gebe – von dessen Existenz ich selbst überzeugt bin –, dann werde dieser sich seiner annehmen und ihn in einer neuen Welt beschützen. Irgendwann lehnte sich Erny zurück, hörte auf zu atmen und starb friedlich.

Frage
Eine berührende Erfahrung. Doch leider ist es alltägliche Erfahrung für die meisten Patienten wie Ärzte, dass wenig Zeit bleibt für menschliche Nähe? Sprechzeiten im Minutentakt sind die Regel, – nicht nur wegen des Andrangs, sondern auch nach den Vorgaben der bestehenden Honorarkataloge?

Antwort
Das Argument der fehlenden Zeit lasse ich ungern gelten. Davon werden wir nie genug haben, und damit lässt sich irgendwie alles entschuldigen. Es geht doch um die grundsätzliche Einstellung des Arztes oder Therapeuten: Ist der Patient für uns ein Mensch mit Ängsten, Hoffnungen, Gefühlen oder eine funktionierende Maschine mit gelegentlichem Wartungs- und Reparaturbedarf? Natürlich ist es in der Klinik und in der Praxis heute viel schwieriger, eine individuelle und persönliche Atmosphäre zu schaffen. Unmöglich ist es nicht. Das habe ich als Stationsarzt der Frau-

enkrebsstation an der Kieler Radiologischen Universitätsklinik gelernt. Auch da konnte man die Kranken mit Verständnis aufmuntern oder ihre Hand halten, wenn sie im Sterben lagen. Menschliche Nähe, Offenherzigkeit, Trösten auch in den schwierigsten Situationen sind wesentliche Elemente ärztlichen Handelns. Wir können noch so sensationelle Therapieverfahren entwickeln und technische Möglichkeiten haben, das Leben zu verlängern – wenn wir nicht wieder lernen, uns als Ärzte in den Patienten, in seine Gefühle und Ängste hineinzuversetzen, werden wir ihm nie wirklich gerecht werden. In diesem Bereich mangelt es noch an vielem, und zwar von Grund auf, das heißt von der Ausbildung her. Das Medizinstudium ist auch heute fast ausschließlich naturwissenschaftlich ausgerichtet. Psychologisches Grundwissen wird allenfalls gestreift. Es fehlt oft an den einfachsten Einsichten, auch an der Auseinandersetzung mit Leben und Tod. Wenn uns aber der ganze »Seelenkram« schlichtweg egal ist, wenn wir unsere eigenen Gefühle und Ängste nicht kennen oder nicht wissen, wie wir damit umgehen sollen, wie können wir dann Hilfe suchenden Menschen zur Seite stehen? Gerade in Fällen, wo es um schwerwiegende Diagnosen geht, führt dies zu ungehörigen, ja unmenschlichen Auftritten. Respekt- und erbarmungslos werden den Patienten noch die schlimmsten Diagnosen zwischen Tür und Angel im wahrsten Sinne des Wortes vor den Latz geknallt. »Sie haben einen Tumor, laut Statistik sterben Sie in den nächsten fünf Jahren«, musste sich einer meiner Freunde von seinem behandelnden Arzt sagen lassen. Mag sein, dass das manche »cool« finden, menschlich ist es nicht. Von dem gern beschworenen Ethos unseres Berufes ganz zu schweigen.

Frage
Sind aber andererseits nicht Ärzte oft auch schlicht überfordert?

Antwort

Gerade deshalb sollten wir vorsichtiger sein, einen behutsameren Umgang pflegen, uns nicht aufschwingen, als seien die Laborergebnisse schon alles. Denn jede Diagnose kann falsch sein oder sich als falsch erweisen. Jedes Leben ist einmalig, jeder Krankheitsverlauf anders. Statistiken können nichts Genaues über das individuelle Schicksal aussagen. Wir alle kennen Menschen, die die diagnostisch begründete Prognose um Längen geschlagen haben.

Frage

Mir scheint, hier kommen zwei Dinge zusammen: Das eigene übersteigerte Selbstbewusstsein mancher Ärzte und ebenso die Übererwartungen mancher Patienten, die nicht bereit sind, selbst Verantwortung zu übernehmen?

Antwort

Klar, in jedem Falle aber brauchen wir Ärzte Supervisionen. Die externe Überprüfung des eigenen Verhaltens und des medizinischen Teams würde viele Probleme lösen. Wir müssen lernen, uns der Kritik auszusetzen. Wir dürfen nicht der Versuchung erliegen, uns als die Halbgötter zu fühlen, für die uns die Patienten in ihrer Not gern halten. Was wir neben der interdisziplinären Zusammenarbeit vor allem brauchen, ist eine größere Wertschätzung der sprechenden Medizin. Auch die Kassen sollten dem mit einer veränderten Honorarordnung Rechnung tragen. Ist es doch inzwischen so, dass bei vielen die Hoffnung auf Heilung besonders groß ist, wenn besonders viel Technik eingesetzt wird. Ihr vertraut man mehr als der menschlichen Zuwendung.

Frage

Aber sorry, sind Sie selbst nicht auch eben solch ein Vertreter dieser High-Tech-Medizin?

Antwort

Und ich weiß ihre Vorzüge ganz bestimmt zu schätzen. Ebenso weiß ich jedoch, dass das alles nur hilfreich sein kann, wenn uns die Integration von körperbezogener Therapie einerseits und psychotherapeutischer Reflexion andererseits gelingt. Damit kämen wir endlich weg von den vorgefertigten Therapien, die auf Erkenntnissen des statistischen »Mittelmaßes« fußen, hin zur Individualmedizin. Gesundheit ist eine persönliche Angelegenheit. Es gibt keinen Standardmenschen. Jeder »Fall« muss durch den Arzt individuell betrachtet werden – jeder Mensch muss aber auch bereit sein, Verantwortung für die eigene Gesundheit zu übernehmen. Technik kann ein phantastisches Werkzeug sein, nicht mehr und nicht weniger.

Frage

Zu Beginn unseres Gespräches haben Sie bereits diese Verantwortungsgemeinschaft zwischen Arzt und Patient angesprochen, an Paracelsus' Aussage erinnert, dass jeder Mensch zuerst sein eigener Arzt sein muss Muss der Einzelne nicht stärker als bisher bereit sein, Verantwortung für seine eigene seelische wie somatische Gesundheit zu übernehmen?

Antwort

Ärzte werden ja meist erst dann aufgesucht, wenn der Körper nicht mehr so funktioniert, wie er sollte. Aber dass es gar nicht dazu kommt, das gehört – abgesehen von Unfällen oder Schicksalsschlägen – natürlich in die eigene Verantwortung. Das betrifft vor allem Sport und Bewegung, gesunde Ernährung, aber auch Stressreduktion, sich genügend Zeit nehmen, auf die Signale des eigenen Körpers, der Seele hören, es gibt da ja einen unglaublich wichtigen Zusammenhang. Mehr auf Augenhöhe kommen mit dem Arzt bzw. Therapeuten nach dem Motto: »Du Mensch, du bist der wahre Arzt, die Ärzte sind nur deine Gehilfen«. Du weißt am besten, wo es dich zwickt, welche Last auf deinen Schultern liegt, wer oder was dir das Kreuz bricht oder auf den Magen schlägt. Nur die medizinischen und anatomischen Zusammenhänge fehlen den meisten Menschen, nicht selten auch das Wissen um die Beziehung zwischen Leib und Seele, um selbst aktiv werden zu können. Gerade deshalb plädiere ich ja auch seit Jahren für die Einführung des Gesundheitsunterrichts bereits an Grundschulen. Allerdings nicht mit erhobenem Zeigefinger, da erreicht man nur das Gegenteil. Angesichts der demographischen Veränderungen, der langen Lebenserwartung, die von vielen chronischen Leiden begleitet werden können, wandeln sich die Herausforderungen an die Medizin. Wo Ärzte Krankheiten nicht mehr einfach verschwinden lassen können, können sie aber zu Lotsen werden, die ihren Patienten die richtigen Wege weisen. Denn nur mit viel Eigeninitiative kann man ein Leben lang aktiv und vital bleiben.

Frage

Hat das Ganze aber nicht auch eine gesellschaftliche, eine politische Dimension? Da ziele ich nicht nur auf die nimmer enden wollende Kostendiskussion, ich meine vielmehr unser gesellschaftliches Grundverständnis von Gesundheit?

Antwort

Ganz entschieden: ja. Und dabei geht es nicht, um das gleich zu sagen, primär ums Geld. Das ganze Feuerwerk der Gesundheitsreformen, die sich nicht selten gegenseitig ad absurdum führen, ist bisher verglüht, ohne etwas bewirkt zu haben, das nachhaltigen Gewinn gebracht hätte. Wer sich immer nur am Streit um die steigenden Kosten verbeißt, verkennt die Realität.

Frage

Sorry, aber nach alldem, was wir seit Jahren zu hören bekommen, scheint es doch vor allem und zunächst ums Geld zu gehen. Bedrohlich wird uns das Bild einer Medizin an die Wand gemalt, die sich bald nur noch Vermögende werden leisten können. Alles falsch?

Antwort

Aus meiner Sicht als praktizierender und gesundheitspolitisch engagierter Arzt sage ich entschieden: das wird wirklich aus dem falschen Blickwinkel betrachtet. Es gibt keine Kostenexplosion im Gesundheitswesen, oder besser gesagt, es müsste sie nicht geben, wenn wir vorausschauender denken und handeln würden, in der Politik und als Patienten sowie als Ärzte. Momentan ist es doch so, dass wir eher ein Krankheits- als ein Gesundheitswesen haben. Wir retten das Kind, wenn es in den Brunnen gefallen ist. Erst im Krankheitsfall tritt das Gesundheitswesen in Aktion. Ist das nicht absurd? Und kann man von einem wirklich patientenorientierten Vorgehen sprechen, wenn jeder auf seinem eng begrenzten Fachgebiet hochspezialisiert vor sich hin therapiert, anstatt dass wir uns vernetzen würden, nicht bloß zwischen den Disziplinen der Schulmedizin, sondern auch mit der Naturheilkunde? Hier wären große Schätze zu heben. Therapieren heißt doch, wörtlich übersetzt, pflegen. Und Pflege wiederum beginnt mit der Prävention. Wer wirklich etwas für das Wohlbefinden der Menschen tun will, muss alles dafür tun, dass Krankheiten gar nicht erst entstehen. Da aber passiert nichts. Ulla Schmidt, die frühere Gesundheitsministerin, wollte einen Schritt in diese Richtung gehen. Aber auch ihr ist es nicht gelungen, ein Präventionsgesetz durchzubringen.

Frage
Wie erklären Sie sich diese gesellschaftliche Unvernunft?

Antwort
In der Wohlstandsgesellschaft, die wir glücklicherweise haben, haben wir uns daran gewöhnt, die eigene Gesundheit als etwas Selbstverständliches zu betrachten, das uns sozusagen per Gesetz zusteht. Wenn wir uns nicht wohl fühlen oder krank sind, tragen wir unseren Körper in irgendeine Praxis – und sagen dem Arzt, nun mach mich mal gesund, repariere dieses oder jenes Organ. Wir geben die Verantwortung ab. Mit unserem Auto kennen wir uns im Zweifelsfall besser aus als mit dem eigenen Körper. Wir haben zu ihm ein entfremdetes Verhältnis, weil wir zu wenig wissen, weil es uns an gesundheitlicher Bildung fehlt. Was wir am dringendsten brauchen, ist ein qualifizierter Gesundheitsunterricht und eine tägliche Sportstunde an den Schulen. Für diese Erziehung zur Prävention kämpfe ich seit Jahren. Und dabei geht es nicht bloß um den Erhalt des persönlichen Wohlbefindens. Die Befähigung jedes einzelnen zur Prävention ist eine volkswirtschaftliche Notwendigkeit. Ansonsten, wenn wir uns weiterhin mit der Behandlung einmal eingetretener Leiden begnügen und es bei der wohlfeilen Klage über steigende Kosten belassen, werden wir diese Kosten bald wirklich nicht mehr in den Griff bekommen.

Frage

Die demographische Entwicklung wird uns noch manches Kopfzerbrechen bereiten: Denn einerseits nimmt die Zahl derer ab, die in die Kassen einzahlen, während andererseits mit dem wachsenden Anteil älterer Menschen die Zahl jener steigt, die Leistungen beanspruchen.

Antwort

Genau deshalb brauchen wir ja die Ideen-Explosion! Einige Kassen haben inzwischen erkannt, dass sie selbst aktiv werden müssen. Mit Unterstützung der Techniker Krankenkasse und der AOK sowie des hessischen Kultusministeriums kann die von mir ins Leben gerufene Dietrich Grönemeyer Stiftung seit einigen Jahren Kinder und Jugendliche zu »Gesundheitsbotschaftern« ausbilden. Schüler aus dem ganzen Bundesgebiet lernen bei uns in Bochum, wie der Körper funktioniert, welche Volkskrankheiten es gibt, wie wichtig eine ausgewogene Ernährung und viel Bewegung für ein gesundes Leben sind, wie man damit möglichen Krankheiten vorbeugen kann. Dieses Wissen können sie nachher als »Schüler-Lehrer« an ihren Schulen während des Unterrichts, im Rahmen der Projektarbeit oder auch zu Hause in der Familie weitergeben. Entscheidend ist, dass es uns gelingt, mehr Interesse für die Beschäftigung mit dem eigenen Körper und der Gesundheit zu wecken, nicht mit erhobenem Zeigefinger und vor allem dauerhaft. Nur so kann ein persönliches Verantwortungsgefühl als Voraussetzung jeglicher Prävention entstehen.

Frage

Da wären ja, so scheint's, zunächst einmal die Schulen gefordert?

Antwort

Nicht nur. Neben den Eltern sollten auch wir Ärzte unseren Teil dazu beitragen, wo und wann immer sich die Gelegenheit dazu bietet, auch als Schulärzte. Für den Rückzug in den Elfenbeinturm medizinischer Gelehrsamkeit habe ich kein Verständnis. Meine Sache war das nie. Ich wollte immer möglichst viele Menschen so ansprechen, dass sie sich und ihren Körper etwas besser kennenlernen. Sie sollten die Scheu, vielleicht sogar die Angst vor dem Arzt, die ich selbst empfunden habe, verlieren.

Frage

Mit all Ihren Auftritten und Publikationen, auch mit Ihrem Gesundheits-Musical »Der kleine Medicus« haben Sie sich auch gelegentlich den Vorwurf des Populismus eingehandelt.

Antwort

Damit kann ich, offen gesagt, ganz gut leben. Wenn es Ihnen beispielsweise gelingt, wie mir 2009 in der Mannheimer SAP-Arena, einen Gesundheitsunterricht abzuhalten, dem 9000 Kinder und 1000 Lehrer begeistert folgten, dann wissen Sie, dass das, was Sie tun, sinnvoll ist. Für mich als leidenschaftlichen Arzt gibt es nichts, das erfüllender wäre, als andere für die Gesundheit zu begeistern. Darum, um die Gesundheit, um unser aller Wohlbefinden, dreht sich doch letztlich alles, ob ich nun einen Patienten behandle, ihm helfe sein Rückleiden zu lindern, oder ob ich Vorträge halte, Bücher schreibe, ein Musical auf die Bühne bringe, mich politisch einmische, gegen Atomkraftwerke kämpfe, an der Entwicklung neuer Geräte arbeite oder Gedichte schreibe. Eines ergänzt sich mit dem anderen. Mir kommt mein Leben vor wie ein kreatives Puzzle. Wenn man alle Teile zusammensetzt, ergibt sich ein vollständiges Bild.

Frage

Das klingt fast ein wenig stolz – wie eine frühe Lebensbilanz zum Sechzigsten. Was bedeutet Ihnen dieser runde Geburtstag? Ein Tag zum Feiern, an dem man auch an das eigene Alter erinnert wird?

Antwort

Ich wundere mich, wie schnell die Zeit vergeht, leider. Jetzt wo man viel mehr Wissen angesammelt hat und gelassener wird, um sein Leben zu leben, würde ich gerne noch einmal dieselbe Zeit haben, um etwas gestalten zu können. Sonst bedeutet mir diese Zahl eigentlich nichts. Feiern werde ich schon, in irgendeiner Form, gemeinsam mit Freunden, Partnern, Mitarbeitern und natürlich mit der Familie.

Frage

Sie sind der älteste von drei Brüdern. Wie hat Sie das geprägt?

Antwort

Vielleicht war es bei mir wie bei anderen »Erstgeborenen«. Es gab damals noch den Begriff des »Stammhalters«. Mit allen Vor- und Nachteilen, die das mit sich bringt.

Frage

Wie meinen Sie das?

Antwort

Alles wird beim Erstgeborenen ausprobiert, die Eltern sind oft unsicher und daher ungeduldiger, fordern mehr an Leistung. Später wird es für sie leichter. Die jüngeren Geschwister lernen außerdem viel von den älteren, sind quasi schneller. Aber das

Verantwortungsgefühl für die Kleineren, das war bei mir schon früh entwickelt, vielleicht auch ein Gefühl für Gerechtigkeit, für die Kleineren, Schwächeren einzutreten.

Frage
Keine Schwestern? Haben Sie sie vermisst?

Antwort
Damals habe ich mir dazu keine Gedanken gemacht. Es gab ja eine Mutter und Großmutter und sehr viele Tanten, die sehr häufig bei uns zu Hause zu Gast waren. Die haben mit uns sehr viel gespielt, gesungen und vorgelesen. Heute bin ich allerdings froh, dass ich neben einem wunderbaren Sohn auch zwei wundervolle Töchter habe. Selbst kannte ich Schwestern nur aus der Literatur. Ich habe ja schon immer viel gelesen.

Frage
Welche Rolle spielen Bücher heute für Sie, – gerade in Zeiten von E-book und Digitalisierung?

Antwort
Ja, Bücher sind für mich sehr wichtig, nicht nur wegen des Inhalts, der Anregung, auch haptisch – es ist einfach etwas anderes für mich, ein Buch in der Hand zu halten als ein E-book am Rechner zu lesen, obwohl ich auch die virtuellen Möglichkeiten und Social Networks inzwischen für mich entdeckt habe. Aber ein Buch mit sich zu tragen, anzufühlen, etwas hineinzuschreiben, das ist für mich ein einzigartiges Erlebnis. Bücher sind Teil meines Lebens, beruflich wie privat.

Frage

Wir haben über die extrem verschiedenen Facetten Ihrer Arbeit gesprochen. Wie bekommen Sie den Spagat hin zwischen Arzt, Wissenschaftler und Unternehmer, zwischen Professor und Familienmensch, Lokalpatriot und Weltbürger?

Antwort

Ob mir das immer gelingt, weiß ich nicht. Sie haben einerseits recht, es wirkt wie ein Spagat, die vielen unterschiedlichen Aktivitäten. Aber aus meiner Sicht gehört alles zusammen – wie bei einem Puzzle, ich sprach vorhin davon.

Frage

Apropos Lokalpatriot: Sie sind nahe dem Schauspielhaus Bochum aufgewachsen, – hat das eine Rolle für Sie gespielt?

Antwort

Eine sehr große Rolle, wie ich rückblickend sehe. Meinen Eltern war Kunst und Kultur sehr wichtig, wir alle lernten mehrere Instrumente, sangen im Chor … ich liebte es schon als kleiner Junge, in der Kirche zu Weihnachten das Krippenspiel aufzuführen, am liebsten als Mohr. So habe ich schon sehr früh meine Begeisterung für das Theater entdeckt, später auch für das Schauspielhaus. Zunächst gingen unsere Eltern mit uns in die Kindervorstellungen. »Peterchen's Mondfahrt« – eine bleibende Erinnerung! Später habe ich in Bochum zu Schülerzeiten und im Erwachsenenalter sehr viele Aufführungen geradezu aufgesogen … Unvergesslich: »Kleiner Mann was nun?«, von Peter Zadek grandios inszeniert, auch die »Fledermaus« oder die »Beatles«, in denen auch mein Bruder Herbert brillierte.

Frage

Nicht nur Ihr Bruder Herbert, auch Sie selbst singen und dichten – und fotografieren vor allem gerne, Ihre Fotos erscheinen jetzt.

Antwort

Ich fotografiere seit meiner Kindheit. Meine Großmutter – sie war die einzige von meinen Großeltern, die ich kennengelernt habe – hat mir schon als 6-Jährigem eine Kamera geschenkt, eine Agfa Klick. Sie hat mich damit sehr glücklich gemacht. Später habe ich meine Filme selbst entwickelt und Fotos produziert. So auch zu den Geburtsanzeigen meiner Kinder beispielsweise.

Frage

Unterdessen sind zu den drei Kindern zwei Enkel gekommen.

Antwort

Ich freue mich wahnsinnig über und an meinen Enkeln und an der Entwicklung meiner Kinder. Wie vermutlich alle Eltern und Großeltern …

Frage

Klingt fast perfekt: Was aber bleibt, was haben Sie sich noch vorgenommen für die Zukunft?

Antwort

Konsequent und fröhlich weiter arbeiten, das Leben in seiner wunderbaren Fülle genießen und begeisterungsfähig bleiben!

Das Gespräch führte
der TV-Journalist Meinhard Schmidt-Degenhard.

Kunstwerk Leben

Ein kulturhistorischer Exkurs
zum Verhältnis von Kunst und Medizin

Kunst und Medizin gehören zusammen. Zwischen beiden besteht ein ursächlicher Zusammenhang, viel mehr als die bloße Wahlverwandtschaft, an die man denken mag, weil viele Ärzte große Kunstliebhaber sind, selbst gern musizieren. Früher jedenfalls war das so, zuzeiten, als es noch ein ausgeprägtes Bewusstsein von der kulturtragenden Bedeutung des Berufes gab, die Medizin weniger naturwissenschaftlich dominiert wurde, als das heute der Fall ist. Gehörte doch auch einmal der Besuch geisteswissenschaftlicher, philosophischer und kulturhistorischer Vorlesungen zum Pflichtprogramm des Medizinstudiums. Dass das seit Jahrzehnten nicht mehr der Fall ist, muss als großer Verlust verbucht werden. Mit dieser »Rationalisierung« hat die Medizin im Rausch des technischen Fortschritts einen kulturhistorischen Dialog beendet, der ihre Geschichte von Anfang an prägte, mit dem sie überhaupt erst entstanden ist.

In Vergessenheit zu geraten droht die tragende Bedeutung des scheinbar Selbstverständlichen, die schlichte Tatsache, dass sich Künstler, vor allem bildende Künstler und Ärzte seit jeher mit demselben Gegenstand, nämlich dem Menschen, befassen. Die Ausbildung beginnt mit dem Studium der Anatomie. Daran hat sich über die Jahrtausende nichts geändert. Wenn es um die Wissenschaft von der Form und dem Bau des Körpers ging, haben Kunst und Medizin immer wieder von gegenseitiger Handreichung profitiert. In der Beschäftigung mit der menschlichen Gestalt, in ihrer forschenden »Zergliederung« trafen sich die Interessen von Anbeginn. Die Geschichte der anatomischen Illustration reicht, so viel wir unterdessen wissen, bis in die byzantinische, vermutlich sogar bis in die hellenistische und die römische Kunst zurück.

Große Bildhauer und geniale Maler waren immer auch scharfsichtige Anatomen; die Ärzte sind bei ihnen in die Lehre gegangen. Über viele Jahrhunderte waren es die Plastiken der Antike, die der griechischen zumal, an denen angehende Mediziner den Bau des Körpers studierten. Die Kunstwerke des klassischen Altertums zeigten ihn in idealer Abstraktion. Als die vermutlich älteste Beschreibung anatomischer Maßverhältnisse gilt der Kanon des griechischen Bildhauers Polyklet, der etwa von 450 bis 410 v. Chr. wirkte. Als dann Jahrtausende später, 1930 in Dresden, zum ersten Mal der »gläserne Mensch« als anatomisches Studienmodell vorgestellt wurde, hatte er gewiss nicht zufällig die Arme in der Haltung eines antiken Beters erhoben. Fast könnte man darin eine späte Hommage an die Kunst erkennen, auf die die Ärzte lange angewiesen waren.

Denn vergessen wir nicht, dass es nachher, im christlichen Abendland lange Zeit untersagt gewesen ist, den menschlichen Körper zu sezieren, Hand an die göttliche Schöpfung zu legen. Erst im 13. Jahrhundert hat Friedrich II., der den Wissenschaften zugetane Stauferkaiser, die Obduktion von Leichen zu Forschungszwecken wieder erlaubt, wenn auch nur vorübergehend und mit der Festlegung, dass allein hingerichtete Verbrecher dafür in Frage kommen sollten. Noch Leonardo da Vinci musste Ausgang des 15. Jahrhunderts seine anatomischen Untersuchungen bei Nacht und in versteckten Kellergewölben betreiben, an

Leichen, die er sich heimlich auf dem Friedhof besorgte. Erst allmählich konnte die Renaissance dem Spuk ein Ende machen; im 16. und 17. Jahrhundert entstanden die berühmten »Anatomischen Theater«, Vorläufer der medizinischen Hörsäle, in Pavia, Padua, Basel, Paris oder Amsterdam. Einen Wendepunkte markierte schließlich das Wirken des deutsch-flämischen Arztes Andreas Vesal, der 1543 sein Buch »De humani corporis fabrica« (Über den Bau des menschlichen Körpers) herausbrachte, die erste wissenschaftlich fundierte Anatomie überhaupt, ein Werk, an dem sich fortan Künstler orientierten.

Durchgesetzt hatte sich die medizinische Erkenntnis, dass den Menschen – göttliche Schöpfung hin oder her – nur verstehen kann, wer auch seinen Körper kennt. Dass die Umkehrung ebenso gilt, dass die Reaktionen des Körpers nicht zu begreifen sind, wenn man die Seele außer Acht lässt, das wiederum haben die Künstler sehr viel eher und meist besser verstanden als die Ärzte. Was Sigmund Freud und andere Psychologen um 1900 in den Rang einer wissenschaftlich fundierten Erkenntnis erhoben, als sie das Krankheitsbild der Depression erforschten, hatte Albrecht Dürer bereits 1514 auf seinem Kupferstich »Melancholia« dargestellt: im Bild einer Frau, deren abwesender Blick die lähmende Schwermut eines bedrückten Gemüts, einer erschöpften Seele verrät. Und wie eine bildliche Vorwegnahme der Freudschen »Traumdeutung« muss uns im Nachhinein auch Goyas berühmter Zyklus »Der Schlaf der Vernunft gebiert Ungeheuer« anmuten.

Warum aber sind diese und andere, die Krankheits-Bilder der Künstler entstanden, die unzähligen Darstellungen des Leides und der Hoffnung, der körperlichen Schmerzen oder des Ausdrucks der Fassungslosigkeit im Gesicht des Patienten auf einer Operationsdarstellung des Malers Christian Schad? Wer dieser

Frage nachgeht, muss weit, immer weiter zurückschauen, um am Ende auf den ursächlichen Zusammenhang von Kunst und Medizin zu stoßen. Wie durch die Freude, so wurden die Menschen seit jeher durch Schmerz und Krankheit zu künstlerischer Gestaltung veranlasst. Kunst sollte in der Not helfen, lange bevor man über das einschlägige medizinische Wissen verfügte. Aus der Beschäftigung mit Körper, Seele und Geist sind Sitten und Gebräuche entstanden, Kunst und Literatur erwachsen. Schon die frühesten kultischen Handlungen waren künstlerische Aktionen mit ästhetischen Gegenständen. Bis heute haben sich die Fetische bei den Naturvölkern, zum Beispiel in Afrika, erhalten. Um der Gesundheit willen wurden sie gestaltet; ihretwegen, um der Krankheit Herr zu werden, hat man Götter erschaffen, angerufen und zeremoniell beschworen. Die Wirkung war so nachhaltig, dass noch die Trivialliteratur und die Telenovelas unserer Tage mit Erfolg auf die »Halbgötter in Weiß«, auf Dr. Frank und Konsorten, setzen können. Auch schwören die Ärzte nach wie vor einen Hippokratischen Eid, der selbst mit der Beschwörung »aller Götter und Göttinnen« anhebt.

Wie die Kultur überhaupt, so ist die Medizin aus den kultischen Handlungen grauer Vorzeit entsprungen. In dem leider immer seltener gebrauchten Begriff der »Heilkunst«, der Ars medicinae, hat sich das eine mit dem anderen metaphorisch verbunden; in ihm finden wir die ganze Geschichte aufgehoben. Wer sie auch nur kursorisch verfolgt, wird schnell erkennen, dass die Medizin ein ursächlicher Bestandteil unserer, nein, jeder Kulturgeschichte ist. Etwas vereinfacht könnte man sagen: Aus medizinischer Notwendigkeit ist die Kultur ursprünglich entstanden. In dem Maße, in dem die Menschheit zum Bewusstsein ihrer selbst gelangte, wirkte die Medizin als Identität stiftender Kulturträger. Das heißt, in ihr offenbart sich auch die unterschiedliche kulturelle Prägung von Völkern und Ethnien. Sie ist, historisch verstanden, die Kultur der Behandlung von Körper, Seele und Geist – die praktizierte Philosophie des Lebens und des Todes, ein Weltverständnis, das zugleich und über jegliche Grenzen hinweg verbindend wirkt. Weil sie das existentielle Grundbedürfnis aller berührt, hat sich die Medizin längst auch als der Nukleus einer modernen Weltkultur erwiesen. Ungeachtet aller politischen und historischen Verwerfungen gibt es das kulturelle Phänomen einer Weltmedizin, auch wenn uns das erst langsam, viel zu langsam wieder bewusst werden mag.

Um diese Möglichkeiten zu nutzen und gewachsenes Wissen nicht länger brachliegen zu lassen oder gar zu verschütten, bedarf es aber nicht zuletzt einer historischen Selbstbesinnung, einer Erinnerung an besondere Verhältnisse, an die kausale Verknüpfung von Kunst und Medizin. Und dabei sind es nicht die Künstler, die ich hier im Verzug sehe, sondern die Ärzte. Sie müssen in den allermeisten Fällen erst wieder erkennen, dass es bei ihrer Arbeit um mehr als angewandte Naturwissenschaft geht. Natürlich soll damit keiner esoterischen Geringschätzung des medizinischen Fortschritts oder moderner High-Tech-Verfahren das Wort geredet werden. Mitnichten! Als praktizierender Radiologe weiß ich nur zu gut, was wir der technologischen Entwicklung zu verdanken haben, wie sie hilft, in einem Maße Leben zu retten, das noch vor wenigen Jahrzehnten unvorstellbar war.

Aber es gibt eben auch noch die andere Dimension, die einer gewachsenen Kultur der Heilkunst, auf die wir viel zu wenig zurückgreifen, obwohl wir es mit durchaus berechtigtem Stolz tun könnten. Wenn wir eine Krankheit so erfolgreich wie irgend möglich behandeln wollen, geht es eben nicht nur um das Beschreiben und präzise Analysieren messbarer Körperdaten, sondern auch um das Verstehen des Kranken und das Erfassen des

Ausmaßes seines Leidens sowie um das Gewinnen von Vertrauen. Weiter gespannte Sinnzusammenhänge müssen in den Horizont des Arztes rücken. Wir befinden uns also auch in der Medizin immer auf einem Terrain, das eher den Geisteswissenschaften zugerechnet wird: auf dem Gebiet der Hermeneutik, der Deutung von Sinnzusammenhängen. Und dass wir da wiederum sehr viel von den uns ursächlich verbundenen Künstlern lernen können, heute wie damals, sollte außer Frage stehen. Aus der Erinnerung an das beschriebene Beziehungsgeflecht mit der Kunst könnte endlich der Entwurf einer ärztlichen Lebensphilosophie erwachsen, deren ganzheitlicher Ansatz Hoffnung macht, weil er sich wieder auf die Trias von Körper, Seele und Geist besinnt. Im Respekt vor dem »Kunstwerk Leben« beweist sich die Kultur der Medizin, die wir als Grundlage jeder Behandlung einfordern müssen.

Wie die Ärzte, so befassen sich die Künstler mit dem Leben von der Geburt bis zum Tod. Emil Nolde gruppierte den Kranken auf einem Kupferstich mit Tod und Teufel; Edvard Munch zeigte sich in einem Selbstbildnis blutend auf dem Operationstisch; von dem 1951 geborenen Japaner Morimura Yasumasa stammt das Bild einer »schwangeren Mona Lisa«; Hans Baldung malte im 16. Jahrhundert »Die sieben Lebensalter des Weibes«; die polnische Gegenwartskünstlerin Katarzyna Kozyra fotografierte sich nackt und kahlköpfig als krebskranke »Olympia«. Zu allen Zeiten haben die Künstler den Menschen in existentiellen Grenzsituationen dargestellt, um so mehr zu erkennen, als der äußere Anschein gemeinhin preisgibt. Was sie zeigen, verrät den diagnostischen Blick, den wir ebenso von den Ärzten erwarten. Erst aus dem tieferen Verständnis des Lebens erwächst die Möglichkeit seiner Gestaltung. Wie der Arzt, der dem Patienten helfen will, braucht der Künstler die diagnostische Erkenntnis. Erst aus dem Verstehen, aus dem Einlassen auf den Menschen entstehen Werke, die ihm entsprechen, weil sie das Wesen erfassen, Leid und Glück, Angst und Hoffnung. Beide, Künstler und Arzt, müssen erkennen, »was einer hat«, um ihm gerecht werden zu können – immer aufs Neue. Erst der von Johann Joachim Winckelmann, dem Ästhetiker der Klassik, so großartig analysierte Ausdruck des Schmerzes in der Körperhaltung des Laokoon macht die antike Figurengruppe zu einem Werk, das uns bis heute beschäftigt. Denn: Was uns als schön gilt, kann nur im individuellen Abbild überzeugen; jede Krankheit, jedes Leiden hat eine individuelle Geschichte, die es zu erfassen gilt, in der ärztlichen Behandlung nicht anders als bei der künstlerischen Darstellung. Heilkunst und ästhetische Gestaltung sind der komplementäre Ausdruck dieses existentiellen Begreifens.

Dass die Kunst dabei ihren eigenen Gesetzen folgt, dass sie den ästhetischen Zweck in sich hat und nicht als Heilmethode zu verstehen oder in Dienst zu stellen ist, steht selbstverständlich außer Frage, ändert aber auch nichts an der ursächlichen Verbindung mit der Medizin – einer Verwandtschaft, die mal mehr, mal weniger gepflegt wurde, am intensivsten vielleicht im Zuge der italienischen Renaissance. Die damals entstehende wissenschaftliche Anatomie wäre ohne das Zusammenwirken von Ärzten und Künstlern unvorstellbar. Im Gleichklang der Interessen haben beide Seiten einander befruchtet. Leonardo da Vincis Zeichnung des Herzens ist eine erhellende anatomische Studie und ein großartiges Kunstwerk zugleich. Als solches fasziniert es bis heute ebenso wie die Zeichnung der menschlichen Proportionen von Albrecht Dürer. Später haben diese exakt abbildenden Darstellungen, wie wir wissen, eine immer geringere Rolle gespielt. Durch den Fortschritt, den sie angestoßen haben, haben sie sich gleichsam selbst erübrigt. Das einmal Erkannte musste nicht immer wieder abgebildet werden, nicht mit der Kreativität der originär gestaltenden Künstler. Die Krankheiten aber sollten sie gleichwohl weiter und sogar zunehmend beschäftigen. Von der Medizin sind die Künstler, wenn man so will, nie losgekommen. Mit ihren Krankheits-Bildern ließen sich ganze Museen bestücken. Doch es sind nicht nur die Magazine, die Überraschendes bergen. Auch in der Gegenwart bewegt das Thema die Künstler, und das sogar zunehmend, wie es scheinen will. Auch Aktionskünstler wie Charles Ray, Annegret Soltau oder Marina Abramović haben sich seiner angenommen. Aufsehen erregte der Thailänder Surasi Kusolwong 2001 mit seiner Performance »Happy Berlin«, in der er die Behandlung selbst zum Gegenstand einer künstlerischen Aktion machte. Die Tradition, in der er bewusst oder unbewusst steht, reicht weit zurück, beispielsweise bis zu einem Altarbild aus dem 16. Jahrhundert, auf dem die wundersame Heilung eines kranken Beines, sein Ersatz durch ein gesundes dargestellt wird. Und sehr viel tiefer noch könnte man hier in die Vergangenheit eintauchen, am Ende bis zum Motiv des antiken »Dornausziehers«.

Wie ein roter Faden zieht sich die ästhetische Darstellung medizinischen Geschehens durch die Kunstgeschichte. Dass das Bemühen um Beistand dabei ein wesentlicher Impetus des künstlerischen Schaffens gewesen ist, darf angenommen werden, wenigstens für den Großteil dieser Geschichte – für die Ikonographie des »Kunstwerks Leben«. In der therapeutischen Hoffnung trafen sich Ärzte und Künstler seit jeher. Damit wurden sie, jeder auf seine Weise, zu Vertretern des Humanismus und der Aufklärung. Sie, die europäische Aufklärung, war ein Kulminationspunkt, auf den Vieles zulief und von dem dann noch viel mehr ausgehen sollte. Mit ihr hatte der Mensch sein Schicksal endgültig in die eigene Hand genommen. Vernunftgeleitet, erlöst von »selbstverschuldeter Unmündigkeit«, wie Immanuel Kant schrieb, sollte er fortan sein Leben gestalten. Ein Befreiungsschlag ohnegleichen, eine Sternstunde für die Medizin. Körper und Seele waren jetzt nicht länger Teil einer unantastbaren Schöpfung. Im Anschluss an die Renaissance, auch im Rückgriff auf die Antike hatten Philosophen, Wissenschaftler, Schriftsteller und Künstler das Leben zu einem Gegenstand humaner Gestaltung gemacht. Und nicht zuletzt für die Ärzte entstanden damit ganz neue Freiräume – Freiräume, in denen sich die Moderne fortdauernd einrichten konnte, mit all ihren therapeutischen Hoffnungen.

Aus den Visionen der Aufklärung erwuchs ein Fortschrittsglaube, der bis ins 20. Jahrhundert hinein getragen hat und dem wir mit unserem konsequenten Festhalten am Wachstumsgedanken im Grunde bis heute anhängen, ungeachtet aller historischen Ernüchterung. Kein Kassandraruf konnte uns bisher von diesem Weg wieder abbringen, insofern haben wir die Aufklärung durchaus verinnerlicht, wofür es gute Gründe gab. Ist doch die humane Lebensgestaltung, die menschliche Umgestaltung des natürlichen Daseins, seither nicht mehr nur moralisches Gebot, sondern Handlungsauftrag für jeden Einzelnen. Aktivität sollte Fatum und Vorsehung überwinden; nichts musste länger noch hingenommen werden. Der Arzt wurde zum vorausblickenden Forscher, eingebunden in einen kulturellen Kontext, in ein Weltbild, das erhellt war vom Kategorischen Imperativ Immanuel Kants. Das mag uns heute so nicht mehr bewusst sein, aber es ist doch das Fundament, auf dem unser Wohlstand errichtet wurde. Für die Medizin war diese freiheitliche Verpflichtung eine Herausforderung, die zu umwälzenden Entdeckungen führte. Man denke nur an das Röntgenverfahren oder die Möglichkeiten der Organtransplantation. All das sind Erträge der Aufklärung. Was zuvor bestenfalls im Bereich künstlerischer Spekulation gelegen hatte, konnte nun in der Realität ausprobiert werden. Das Leben selbst wurde zum Gegenstand des Experiments. Goethes Homunculus ließ die Zeitgenossen erschauern, weil seine Existenz in das Reich des Vorstellbaren rückte, nicht für die allernächste Zukunft, aber doch grundsätzlich. Mit anderen Worten, wissenschaftlich konnte man jetzt Hand an die Schöpfung legen, im Guten wie im Bösen. Mit der Befreiung des Geistes hatte sich zugleich auch die Büchse der Pandora geöffnet.

Wo Denkverbote fallen, ermuntert die Neugier zum Experiment. Was möglich ist, wird ausprobiert. Anders wäre kein Fortschritt denkbar. Und dass sich das Humane dabei bisweilen in sein Gegenteil verkehrt, auch das liegt wohl in der Natur des Menschen. Die Dialektik der Aufklärung brachte es mit sich, dass die diabolische Versuchung der humanistischen Hoffnung auf den Fuß folgte – in der Kunst sowie in der Medizin. Oder wer wollte bestreiten, dass die Wissenschaft unterdessen Spielräume eröffnet hat, in denen der Mensch verführt ist, sich selbst zum Schöpfer aufzuschwingen, Leben nicht nur zu zeugen und zu gebären, sondern auch noch zu programmieren. Die literarische Vision eines Golems, eines künstlichen Menschen, wie ihn der Prager Rabbi Löw einst geschaffen haben soll, um ihn für bestimmte Zwecke einzusetzen, ist ein Gleichnis, von dem langsam zu befürchten steht, dass ihm die Realität nachfolgen könnte. Der Weg in diese Richtung ist eingeschlagen, ob man das nun wahrhaben will oder als Panikmache zu verdrängen sucht. Und dabei müssen wir gar nicht von Genexperimenten und dem vielfach verteufelten Klonen sprechen, nicht einmal von der Euthanasie oder den medizinischen Experimenten, die verbrecherisch handelnde NS-Ärzte an KZ-Häftlingen durchführten – Untaten übrigens, die auch ihren Niederschlag in der Kunst gefunden haben, zum Beispiel in dem ergreifenden Werk des polnischen Juden Mieczysław Kościelniak, der selbst nach Auschwitz in das Schreckensreich eines Josef Mengele deportiert worden war.

Für unseren Zusammenhang, für die Ergründung des Verhältnisses von Kunst und Medizin, genügt es, bei dem zu bleiben, was allenthalben praktiziert wird. Das allein gibt schon hinreichenden Anlass zur Nachdenklichkeit. Leben wir doch bereits in einer Welt, in der der menschliche Körper, die organische Materie selbst, zu einem Objekt ästhetischer Gestaltung mit medizinischen Mitteln geworden ist. Man muss das nicht verurteilen, man sollte sich den Sachverhalt nur einmal im Lichte einer Kulturgeschichte vergegenwärtigen, in der sich die Menschen als Subjekte, nicht als formbare Masse verstehen wollten. Nun gibt es zweifelsohne Fälle, in denen die plastische, die kosmetische Chirurgie medizinisch indiziert ist. Gerade wenn wir Körper, Seele und Geist als eine Einheit betrachten, können gestaltende Eingriffe geboten sein, die es dem Patienten erlauben, im Einklang mit seinem Körper zu leben, ihn »anzunehmen«. Wie aber verhält es sich mit einer expandierenden Schönheitschirurgie, die den Menschen nach wechselnden Moden formt? Ob es sich dabei um die endgültige Verschmelzung von Kunst und Medizin handelt, bleibt kritisch abzuwarten. Feststeht bisher nur: Wo Derartiges geschieht, wird aus dem Arzt, der heilen will, ein Designer mit chirurgischen Fähigkeiten. Die Heilkunst mutiert zum Kunsthandwerk. Und man darf sich schon fragen, ob es bei dieser Form der »Behandlung« noch um das »Kunstwerk Leben« geht, dem die Ärzte Epochen-übergreifend tätigen Respekt erwiesen haben, oder ob da nicht etwas aus dem Ruder zu laufen droht.

Einige Künstler haben bereits begonnen, diese Entwicklung zu reflektieren; und wieder sieht es so aus, als ob sie weiter blickten als die Mediziner. Wie ein Menetekel wirkt die Körperkunst der

1947 geborenen Französin Orlan, die sich ihr Gesicht durch wiederholte Operationen nach dem Vorbild berühmter Frauengestalten aus der Kunstgeschichte modellieren ließ. Auch die Body Art einer Sophie Ristelhueber, die ihren Rücken längs der Wirbelsäule mit einer grob vernähten Narbe versehen ließ, muss einem zu denken geben. Nicht zu reden von dem Amerikaner Joel-Peter Witkin, der seinem Körper eine bizarre Ästhetik verleiht, indem er ihn mit symmetrisch angeordneten Wunden versieht. Die Notenschlüssel, die der Surrealist Man Ray 1924 noch auf den Rücken einer schönen Frau malte, sind bei ihm ins Fleisch geschnitten. Gezielt werden ärztliche Mittel dazu eingesetzt, um eine bildkünstlerische Wirkung zu erzielen, wobei es immer noch dem Rezipienten überlassen bleibt, das Ganze so oder so zu verstehen: als Lobpreis entfesselter Kreativität oder als Warnung vor dem, wozu sie uns verführen könnte. Auch die mehrköpfigen Menschenfiguren der Brüder Jake & Dinos Chapman sind in diesem Zusammenhang beispielhaft zu nennen. Auch sie darf man wohl als abschreckende Vorwegnahme dessen betrachten, was uns bevorstünde, wenn die Medizin den Allmachtsphantasien erliegen würde, zu denen sie der Fortschritt bisweilen verführen mag.

Um dem für die Zukunft entgegenzusteuern, sollten wir uns gelegentlich und öfter, als wir es derzeit tun, an das hergebrachte Verhältnis von Kunst und Medizin erinnern, daran, dass die Humanmedizin nur als gelebte Kulturgeschichte auch human bleiben kann. Denn Medizin, die heilt, ist immer auch praktizierter Humanismus gewesen – Behandlung im Bewusstsein bewahrter Werte. Das verbindet sie mit der Kunst, das macht sie selbst zu einer Heilkunst, deren weltweit gesammeltes Wissen ermöglicht, was wir vom Leben erwarten dürfen: ein ganzheitliches Menschsein.

Schulmedizin, Hokuspokus und Naturheilkunde

Ein notwendiger Vermittlungsversuch

Schulmedizin und Naturheilkunde: beides zusammen könnte die perfekte Heilkunst ergeben. Nur, mit dem Zusammengehen ist es so eine Sache. Beide Seiten tun sich damit schwer. Keiner mag viel auf die Konzepte und die Kompetenz des anderen geben. Argwöhnisch wird beobachtet, wer den Brückenschlag versucht; schnell gerät er in den eigenen Reihen unter den Verdacht der Abtrünnigkeit. Ich weiß, wovon ich spreche. Als ich vor Jahren begann, die medikamentöse Schmerzbehandlung von Fall zu Fall durch Akupunktur oder Pflanzenheilkunde zu ersetzen, fanden sich umgehend Kollegen, die mich aus der Gemeinschaft der Schulmediziner ausschließen wollten, weil ihnen das Ganze wie ein Verrat an den eigenen Prinzipien vorkam. Dabei hatte ich nur gewagt, das Übliche nicht länger als Dogma zu betrachten – wie auch schon beim frühen Einsatz von High-Tech. Warum, fragte ich mich damals, sollten wir ausschließlich die zwar wirksamen, aber stets auch belastenden Schmerzmittel einsetzen, wenn es noch andere Verfahren gibt, mit denen ein ähnliches Ergebnis, die Linderung oder gar die Befreiung vom Schmerz, viel schonender zu erreichen ist, nicht in jedem Fall, aber doch immer öfter.

Sicher, das alles liegt schon etwas zurück. Wenige wagen es heute noch, die Akupunktur als Hokuspokus in Zweifel zu ziehen. Wissenschaftliche Untersuchungen (initiiert übrigens von zwei deutschen Krankenkassen, nicht von den Ärzten) haben ihre Wirksamkeit bestätigt. Im Alltag der schulmedizinischen Praxis jedoch spielt sie nach wie vor eine untergeordnete Rolle, wenn sie nicht wie viele andere Verfahren alternativer Medizin von vornherein ausgeschlossen bleibt. Hier hat sich über die Jahre wenig bewegt, zu wenig. Immer noch stehen sich Schulmedizin und Naturheilkunde skeptisch, meist unversöhnlich gegenüber.

Während die einen, getragen von den großartigen Erfolgen naturwissenschaftlicher Forschung, dazu neigen, die überlieferten Methoden nicht schulmedizinischer Behandlung hochmütig zu belächeln, verharren die anderen, die Verfechter der Erfahrungsheilkunde, oftmals in einem Fortschrittszweifel, der ebenso bedenklich ist. Denn am Ende hilft uns der Glaube, jedes Leiden ließe sich mit Kräutern, Bädern oder Massagen behandeln, so wenig wie die Verheißung einer Apparatemedizin, die schon alles irgendwie richten wird. Natürlich brauchen wir die Hochtechnologie, etwa High-Tech-Verfahren zur Diagnostik, die auch minimalinvasive Eingriffe erlauben, zum Beispiel Bandscheibenoperationen, bei denen der Rücken nicht mehr chirurgisch geöffnet werden muss. Niemand kann die Notwendigkeit pharmazeutischer Forschung ernsthaft in Abrede stellen. Ihre Ergebnisse haben geholfen, viele Krankheiten zu besiegen; und wir alle hoffen, dass bald etwas gefunden wird, womit auch Aids oder die Vogelgrippe geheilt und verhindert werden können.

Ebenso brauchen wir aber auch das Wissen der Naturheilkunde. Der Fortschritt hat es nicht überflüssig gemacht. Im Gegenteil, vieles, was er uns gebracht hat, wäre ohne naturheilkundliche Erfahrung und Beobachtung nicht denkbar, das Aspirin unter anderem. Und wer wollte schließlich bestreiten, dass wir Schulmediziner hinsichtlich der menschlichen Zuwendung noch manches von den Vertretern der alternativen Medizin lernen können. Weil sie sich die Zeit nehmen, die wir selbst immer weniger zu haben glauben, gehen die Patienten zu ihnen. Diese Bereitschaft, »sich einzulassen«, ist das Entscheidende. Sie heilt oft mehr als die verschriebenen Pillen. Sogar Placebos zeigen danach erstaunliche Wirkung, wie die Forschung nachgewiesen hat. Mit Zuwendung verordnet, machen sie aus einem chemischen Nichts einen biologischen Vorgang. Spontanheilungen bei Krebs und anderen Erkrankungen sind keine Ammenmärchen, sondern Tatsachen, die man ernst nehmen muss, so selten sie vorkommen mögen. Wer dies als Arzt nicht glauben kann, sollte lieber Pathologe werden ...

Das alles heißt aber nicht – um jeglichem Missverständnis vorzubeugen –, dass hier dem Handauflegen oder irgendwelcher Geisterbeschwörung das Wort geredet werden soll, obwohl auch das in manchen Kulturen seine Bedeutung hat. Nein, darum geht es nicht. Für die Naturheilkunde gilt selbstverständlich das Gleiche wie für die Schulmedizin: Das heilende Ergebnis der Verfahren muss nachweisbar und wiederholbar sein, selbst wenn der Wirkungsmechanismus nicht immer erklärbar sein mag, noch nicht. Wo sie aber helfen können, sollte man die Behandlungsmethoden der jeweils anderen Seite auch gelten lassen. Niemand hat das Recht, irgendeine Möglichkeit der Behandlung sozusagen a priori auszuschließen. Immer vorausgesetzt, dass der Therapeut über einen hohen Erfahrungsschatz verfügt und bereit ist, seine Ergebnisse und die Behandlungsmethoden und Heilmittel wissenschaftlich überprüfen zu lassen.

Zu überwinden ist nicht die kritische Prüfung, sondern der generelle Vorbehalt. Darauf haben die Patienten einen Anspruch. Wo es die ärztliche Verantwortung verlangt, sollten wir bereit sein, über den eigenen Schatten zu springen, fachlichen Hochmut und Kränkung zu überwinden. Was wir brauchen, sind fließende Grenzen. Der Eid, den wir geschworen haben, verpflichtet uns, den Menschen zu helfen, nicht einem Lager zu dienen. In diesem Sinn gilt am Ende nur eines: »Wer heilt, hat Recht.« Das ist das Ethos einer gleichermaßen modernen wie traditionsbewussten, einer ganzheitlichen Medizin. Wer ihm folgt, wird keine Mühe haben, High-Tech, modernste Diagnostik und Apparatemedizin mit dem Respekt vor der Naturheilkunde zu verbinden, auf dieser wie auf jener Seite. Machen wir also Schluss mit Dogmatismus und Hokuspokus.

Herz und Seele

Hilflos sitze ich am Bett meiner Tochter, innerlich aufgewühlt, kraft- und ratlos. Was soll nun, was muss geschehen? Kein Stein will mehr auf den anderen passen. »Ganz klein mit Hut« liegt meine Tochter im Bett, seit Tagen hat sie fast 41 Grad Fieber. Tapfer versucht sie, mit ihrer frechen Mütze cool zu bleiben. Erschrecken, Verwunderung, Angst verraten ihre Blicke. Eben haben uns die behandelnden Arzte mitgeteilt: Verdacht auf Myokarditis – Herzmuskelentzündung. Ein Schock, von dem wir uns langsam erholen müssen, weiß ich doch aus eigener leiblicher Erfahrung, was die Diagnose bedeuten kann.

Meine Tochter war gerade aus Südamerika zurückgekehrt. Nach einer eitrigen Mandelentzündung entwickelte sich das Fieber, Tag für Tag, eine Woche lang. Keine Antibiotika zeigten Wirkung. Kurzfristige Entfieberung konnte nur durch fiebersenkende Mittel und Wadenwickel erzielt werden; eine nachhaltige und deutliche Fiebersenkung war erst durch Kortison in hohen Dosen zu erreichen.

Wie habe ich meine Tochter bewundert, wie sie tapfer kämpfend diese Fieberschübe mit beängstigendem Schüttelfrost und Schwitzen bei der Entfieberung durchgehalten hat, vier-, fünfmal am Tag. Dieses Leiden und die eigene Hilflosigkeit waren zum Weinen. Als Vater konnte ich die nötige ärztliche Distanz nur schwer, im Grunde gar nicht aufbringen. Arzte unseres Vertrauens hatten die Behandlung mit Empathie, Gewissenhaftigkeit und Erfolg übernommen.

Die beginnende Herzmuskelentzündung wurde gestoppt, meine Tochter erst einmal zufrieden entlassen. Danach aber kamen die Fragen: Was ist eine Herzmuskelentzündung? Warum ist sie lebensbedrohlich? Welche Folgen kann sie haben? Was sind Herzrhythmusstörungen? Wie sieht eigentlich das Herz aus, und wie wird es versorgt? Wie ist das mit den Gefühlen und dem gelegentlich pochenden Herzen, den Angelegenheiten zwischen Herz und Seele? Welche Rolle spielen diese Zusammenhänge und besonders das Herz in der Gedankenwelt, der Philosophie, der Literatur, Kunst, Religion und Medizin unserer und anderer Kulturen?

Über das Altern

Eine Binsenweisheit vorweg: Degenerative Prozesse im Gehirn können in allen Lebensaltern auftreten. In höheren Jahren aber häufen sich die Fälle. Und da immer mehr Menschen immer älter werden, ist von dem Problem ein wachsender Bevölkerungsteil betroffen. Und zudem einer, von dem viele meinen, er habe seine Zukunft hinter sich, und der doch so wichtig ist für unser aller Zukunft.

Fast ein ganzes Jahr – in unseren Zeiten also beinahe ewig – hat sich hierzulande ein Buch ganz oben auf den Bestsellerlisten gehalten mit dem auf den ersten Blick seltsamen Titel »Das Methusalem-Komplott«. Der Autor Frank Schirrmacher, einer der Herausgeber der »Frankfurter Allgemeinen Zeitung«, hat es als Weckruf gedacht und als dringliche Frage: Muss eine alternde Gesellschaft eine vergreisende, eine zum Absterben verurteilte sein? Seine nicht minder dringliche Antwort: Sie muss nicht, wenn wir beizeiten umsteuern. Und: Es ist höchste Zeit.

Wir haben uns darauf vorzubereiten, so Schirrmacher, dass es binnen Kürze erstmals in unserer Geschichte so sein wird, dass die im landläufigen Sinn »Alten« die absolute Mehrheit haben. In einer Demokratie eine Entwicklung mit dramatischen Folgen für unser Selbstbild und damit für die gesellschaftliche Dynamik, für die sozialen Sicherungssysteme und für die Wirtschaft insgesamt, keineswegs nur für die deutsche. Wir stehen vor Herausforderungen von ungekannten Dimensionen: Das reicht von Gefahren kollektiver Selbstzweifel über die Aushöhlung des Generationenvertrags, verwirrende neue Konfliktlinien, Zwänge zur Verlängerung der Lebensarbeitszeit bis hin zu Überlegungen, welche medizinischen Behandlungen sich in welchem Alter überhaupt noch »lohnen«.

Und an dieser Stelle stellt sich die Frage nach der Rolle der Medizin im besagten »Komplott«. Der Begriff setzt eine größere Verschwörergruppe voraus, und um eine solche handelt es sich auch, nämlich um die denkbar größte: uns alle. Wir leisten uns höchst riskante, längst nicht mehr zeitgemäße, vom Jugendwahn gesteuerte Vorurteile gegen das Alter und mithin gegen »die Alten«. Und damit gegen uns selbst. Aber was ist alt?

Dass wir vom Tag unserer Geburt an altern, ist eine jahrtausendealte Lebensweisheit. Albert Schweitzer, der jüngste Alte, der mir in frühester Jugend begegnet ist, stellte hochbetagt fest: »Jugend ist kein bloßer Lebensabschnitt, Jugend ist eine Geisteshaltung!« Ändern wir unsere Haltung zum Leben also nicht, tappen wir unausweichlich in die von Schirrmacher ausgemachte Altersfalle, denn alt werden wir alle, und die Alten werden immer mehr. Deswegen müssen wir das »Komplott« sozusagen umkehren und uns gegen den Altersrassismus verschwören und für eine Neudefinition eintreten, die das Altern und das Alter als Gewinn und nicht als Last begreift.

In unserer Gesellschaft wird leider überwiegend derjenige als alt definiert, der nicht mehr dem Arbeitsprozess zur Verfügung steht oder manchmal einfach nicht mehr zur Verfügung stehen darf. Alt ist man mithin spätestens mit 65 Jahren oder je nach Beruf entsprechend früher. Flugzeugkapitäne z. B. werden mit knapp 50 Jahren ausgemustert. Staatsdiener müssen spätestens mit 65 gehen, Politiker hingegen nicht. Hier weiß man Erfahrung noch zu schätzen. Der von eben diesen Politikern gestaltete Staat sollte sich bei seinen Bediensteten daran ein Beispiel und das wohlfeile Gerede von der Flexibilisierung beim Wort nehmen.

Jenseits der Altersgrenze wird man aus gesellschaftspolitischer Sicht »nutzlos« und zum Kostenfaktor – so leider auch häufig unsere eigene Meinung. Zumindest solange wir selbst noch im Arbeitsprozess stecken. Erst wenn dessen Ende naht, wird Einzelnen von uns mulmig, denn wir tappen dann selber in die Vorurteilsfalle und fühlen uns auf einmal alt – im Sinne von nicht mehr gesellschaftlich anerkannt. Ganz gleich, wie leistungsfähig wir noch sind.

Wissenschaft und Forschung verändern die Welt in einem enormen Tempo und stellen Weichen für die Zukunft. Die Gestalter, eben die Wissenschaftler und Forscher, dürfen bei ihrem Tun aber die »Menschenverträglichkeit« – einen Begriff, den ich Ende der 1980er Jahre in meiner Habilitation analog zur »Umweltverträglichkeit« eingeführt habe – nicht aus dem Blick verlieren. Was aber Menschen zuträglich oder abträglich ist, das erschließt sich, wenn wir uns die Urfrage stellen: Was ist der Mensch? Wir brauchen hier einen ganz entschiedenen Standpunkt, sonst werden wir in Fragen des Klonens, der Bio- und Gentechnologie bis hin zur Sterbehilfe unverbindlich bleiben oder gar zynisch werden, was der Willkür Tür und Tor öffnen könnte.

Begriffe wie »alternde Gesellschaft« oder »Alterspyramide« führen fast durchweg zu negativen Assoziationen, und es mehren sich bereits Stimmen, die fordern, von einem festzulegenden Alter an bestimmte Behandlungen nicht mehr durchzuführen. In England soll neulich einem 70-Jährigen die Implantation eines Hüftgelenkes aus Altersgründen verwehrt worden sein. Und bei uns hat ein Jugendfunktionär in aller Öffentlichkeit den Alten nahegelegt, beizeiten »den Löffel abzugeben«. In einer Gesellschaft, in der es im Wesentlichen um Kosteneinsparung und Rendite geht, besteht die Gefahr, daß lange Zeit gültige und gehütete kulturelle Werte über Bord gehen.

Über Jahrhunderte und Jahrtausende hinweg waren alte Menschen hoch geachtet. Unter anderem auch deshalb, weil es früher eine Besonderheit war, ein hohes Alter zu erreichen. Aber auch, weil Alter mit Wissen, Weisheit und Gelassenheit in Verbindung gebracht und bewundert wurde. Heute, da aufgrund des wissenschaftlichen, sozialen und medizinischen Fortschritts für viele, ja für die meisten Altwerden möglich geworden ist – in den Industrienationen liegt die durchschnittliche Lebenserwartung bei über 75 Jahren –, haben wir uns schon fast daran gewöhnt.

Heute beträgt das Durchschnittsalter der Deutschen 41 Jahre, in rund zwanzig Jahren wird es bei 51 Jahren liegen. Heute geborene Mädchen sollen im Schnitt angeblich 100 Jahre alt werden. In 40 Jahren werden allein in China so viele 65-Jährige leben wie heute auf der ganzen Welt. Schon die Weisen der Ayurvedischen Medizin haben vor mehr als 3000 Jahren darauf hingewiesen, dass prinzipiell jeder Mensch mit klarem Bewußtsein über 100 Jahre alt werden könne, bei entsprechender Lebensführung.

Heute haben wir in den westlichen Ländern das Wissen und die Mittel dazu. Und dennoch fehlt uns die entsprechend gewandelte Einstellung zum Alter. Dabei ist dieser sogenannte vierte Lebensabschnitt eine vitale kulturelle, geistige und spirituelle Ressource und eine Gnade unseres Schöpfers, so meine ich. Noch aber leisten wir uns Pauschalurteile und Altersdiskriminierung. Und das, obwohl wir alle wissen: Es gibt alte 20-Jährige und junge 90-Jährige. Siehe Albert Schweitzer.

Natürlich bringt das Altern physische und psychische Veränderungen mit sich. Doch auch die Jugend hat ihre spezifischen

Probleme. All dies jedoch gehört zum Kreislauf des Lebens. Es kann nicht angehen, dass sich ein kühler ökonomischer Blick auf Kranke oder auf alte kranke Menschen durchsetzt, bei dem mitschwingt: Eigentlich sind sie zu alt, eigentlich sind sie – spätestens nach dem Ausscheiden aus dem Arbeitsprozess – zu teuer, und: Könnten wir das Geld nicht sparen …? Sie werden vergesslich, sie nerven und sie zwingen uns zum Blick auf die eigene Vergänglichkeit. Gerade Letzteres aber sollten wir schätzen. Nicht von ungefähr heißt es im Buch der Bücher (Psalm 90): »Lehre uns bedenken, dass wir sterben müssen, auf dass wir klug werden.«

Dann werden wir auch die anderen Positiva würdigen und erkennen, welche Reichtümer das Alter für uns selbst und für die Gesellschaft bereithält: Mit 50 oder 90 sich frisch verlieben, mit 60 ein neues Cabrio anschaffen, mit 70 das Internet entdecken und mit 80 ein Buch schreiben, mit über 80 in Talkrunden sitzen wie unsere ehemaligen Bundespräsidenten Scheel oder von Weizsäcker und mit 100 Konzerte geben wie Joopi Heesters. Michelangelo und Tizian malten ihre bedeutendsten Werke mit weit über 80, Goethe schrieb die letzten bis heute frischen Verse des »Faust II« mit knapp 82. Und damals war die Medizin kaum über das Stadium der »Barfußmedizin« hinaus.

Jenseits aller wirtschaftlichen Überlegungen zur Optimierung unseres Gesundheitssystems stellt Lebensqualität sowohl für den einzelnen Menschen als auch für die Gesellschaft das höchste Gut dar. Das Alter darf dabei kein Gesichtspunkt sein. Sonst steht irgendwann Artikel 1 unseres Grundgesetzes zur Disposition: »Die Würde des Menschen ist unantastbar.« Egal, ob er unter zehn oder über hundert Jahre alt ist.

In meinem Buch »Mensch bleiben« habe ich ein tiefgreifendes persönliches Erlebnis beschrieben.

Vor vielen Jahren machte ich mit meiner Frau und Freunden Urlaub in Norwegen. Wir fuhren quer durch dieses wunderschöne Land mit den unendlichen Wäldern, kristallklaren Flüssen und weit ins Land gefrästen Meeresarmen bis zu einem entlegenen Fjord. Hier verbrachten wir unsere Urlaubstage in einer Berghütte an einem kleinen See. Der Bauer, der die Hütte vermietet hatte, zeigte uns, wie man mit Netzen Fische fängt, erzählte uns vom Land und von den Menschen mit ihrer Kultur und Geschichte und von den Wikingern, die hier gelebt hatten und zu Entdeckungsreisen über den Atlantik nach Amerika aufgebrochen waren. Ihre seetüchtigen Schiffe bauten sie mitten in den Wäldern. Noch heute werden sie nachgebaut. Das faszinierte uns.

Tief in den Wäldern Norwegens, rund fünfzig Kilometer vom Meer entfernt, fanden wir dann nach den Angaben unseres Wirtes die Stelle, an der die historischen Wikingerschiffe gebaut wurden. Ich erinnere mich noch sehr genau an dieses Erlebnis, da es mich als jungen Arzt sehr nachdenklich machte und mir für meinen Beruf und auch für mein eigenes Leben viel gegeben hat.

Es war weniger das Handwerkliche, das mich so tief beeindruckte, sondern vielmehr der Mensch, dem ich hier begegnete. Es war ein grauhaariger älterer Mann, der mit viel Lebenslust und Energie an einem Boot zimmerte. Kräftig gebaut, athletisch und geschmeidig in seinen Bewegungen schwang er den Hammer und arbeitete mit dem Meißel in der anderen Hand. Stück für Stück wurde die Oberfläche eines riesigen Holzstamms, der schon Schiffsform angenommen hatte, in unermüdlicher Handarbeit bearbeitet. Der Mann erzählte uns ausführlich von der alten Kultur und dem Aufbruch der Wikinger aus den Urwäldern Norwegens. Ich lauschte gebannt den Erzählungen, weil der

Mann so anschaulich über diese alten Zeiten berichtete und dabei auch sein eigenes Leben einbezog.

Dieser Hüne von Mensch war begeistert von seiner täglichen Arbeit und fühlte sich als Bindeglied zwischen der Vergangenheit und der Gegenwart. Er war stolz auf diese Arbeit, und sein ganzer Körper, seine Gesten sowie das Leuchten in seinen Augen sprachen für sich! Er wirkte sehr jugendlich, in Kraft und Ausdruck wie einer von uns. Wir hatten alle das Gefühl, ihn schon seit langem zu kennen, und luden ihn ein, mit uns kommen, weil wir noch so viel von ihm lernen wollten – auch und vor allen Dingen über das Leben.

Vom Aussehen schätzte ich diesen Mann auf 50 bis 60 Jahre. Aber er war 92 Jahre alt – und doch so jung! Ich war ergriffen von dieser Verbindung von Weisheit und Kraft. Er erzählte mir, dass er seit seiner Jugend diese Arbeit in den Wäldern verrichte und dass sie ihm immer viel Freude gemacht habe. Seit seinen Anfängen gelinge ihm jedes Boot schöner und größer, der Transport gehe immer flotter vonstatten. Außerdem erlebe er die Ruhe der Wälder, die Andacht seines Handwerks und Gespräche wie die mit uns als großen Gewinn. Das Geheimnis seiner Jugend waren offenbar Arbeit, wachsendes Wissen und zunehmende Gelassenheit den unwichtigen Dingen des Lebens gegenüber. Es ist wunderbar, in hohem Alter so kraftvoll und präsent zu sein. Natürlich ist dies nicht nur durch eigene Aktivität zu erreichen, sondern auch eine Gnade und ein großes Geschenk.

Und ein weiteres, sehr anderes Erlebnis:

Kürzlich machte ich einen Besuch bei einem meiner Patienten. Er war über 80 Jahre alt und seit Monaten nicht mehr in der Lage, außer Haus zu gehen. Seine Frau war sehr besorgt über den zunehmenden Verwirrtheitszustand ihres Mannes, der auch bettlägerig wurde. Das Gehen war sehr unsicher und nur mit

Unterstützung an beiden Seiten möglich, der Gang sehr tippelig. Wenn man ihm helfen wollte oder länger auf ihn einsprach, wurde er extrem aggressiv und schlug um sich.

Ich war erschrocken, denn ich kannte ihn seit vielen Jahren als einen lebenslustigen, tatkräftigen Mann, der trotz zunehmender körperlicher Gebrechen und Schmerzen immer einen relativ fröhlichen Eindruck machte. Ich habe viele anregende und nachdenkliche Gespräche mit ihm führen können. Aber in welch desolatem Zustand war er jetzt! Er erkannte mich nicht mehr, wirkte sehr erschrocken und erzählte konfuse Geschichten. Als seine Frau auftauchte, reagierte er erregt und bösartig, fast tobsüchtig. Seine Frau war mit der gesamten Situation überfordert und fing an zu weinen. Unter Tränen teilte sie mir mit, daß ihr Mann häufig nicht einmal mehr sie erkenne.

Dies ist kein Einzelfall. Demenzerkrankungen, Schlaganfälle, Alzheimer und alterspsychologische Erkrankungen nehmen mit wachsender Lebenserwartung zu, ohne dass wir in unseren Familien darauf vorbereitet sind. Selbst unsere medizinischen Strukturen sind hoffnungslos überfordert. Viele Ärzte und Krankenschwestern sowie anderes medizinisches Personal sind nicht wirklich auf dieses spezielle Krankheitsbild eingestellt. Die auseinanderbrechenden Familienverbände in unseren Gesellschaften verschärfen das Problem. Zahlreiche alte Menschen leben isoliert als Single zu Hause. Unter jungen Erwachsenen wächst die Zahl der Singles aus vielerlei Gründen, Verantwortungs- oder Bindungsscheu zum Beispiel. Es nimmt aber auch die andere Singlegruppe zu, die der Alten, meist durch Verlust des Partners.

Der erwähnte Patient litt unter einer extrem schnell fortschreitenden Alzheimererkrankung. Ich hatte ihn noch vor vier Monaten erlebt und da schon gemerkt, dass er etwas langsamer redete und dass sich parkinsonähnliche Symptome mit leicht schüttelnder Hand und maskenartiger Gesichtsmimik entwickelten. Den tippelnden Gang hatte ich damit in Zusammenhang gebracht, die Verlangsamung als Alterserscheinung abgetan. Ich riet ihm damals, er müsse mehr Flüssigkeit zu sich nehmen, da alte Menschen in der Regel viel zu wenig trinken. Die Ehefrau berichtete, dass ihr Mann zunächst zur Einstellung des Parkinson auf einer Inneren Abteilung war, dann nach Hause entlassen und dort äußerst aggressiv geworden sei.

Zugleich war er eine Bedrohung für sich selbst. So setzte er sich einmal mitten auf die Straße, schlug wild um sich und rief um Hilfe, da er sich bedroht fühlte. Er war kaum wegzutransportieren. Daraufhin wurde er mehrere Monate in einer Alterspsychiatrie behandelt, und die Familie war begeistert von der hochengagierten, kompetenten und liebevollen Betreuung. Jetzt allerdings war sie überfordert, genauso überfordert wie unser gesamtes Gesundheits- und Sozialsystem.

Einer von Millionen Fällen. Es gibt jetzt schon zu wenige ambulante gerontopsychiatrisch ausgebildete Krankenschwestern und Pfleger. Auch die Altenheime sind auf diese Art von Erkrankung nicht vorbereitet, und die Spezialabteilungen der Krankenhäuser verfügen bei weitem nicht über die notwendigen Kapazitäten – in beiderlei Sinn des Wortes. Gerontopsychiatrische Patienten mit Alzheimer oder anderen Demenzerkrankungen und Verwirrtheitszuständen landen meistens auf Inneren Abteilungen, wo die Beschäftigten vielfach mit der Situation nicht klarkommen.

Das liegt auch an der zur Zeit dramatischen Personalmangelsituation in den Krankenhäusern, die sich bei weiter obwaltendem Sparwahn noch zuspitzen dürfte. Patienten dieser Art werden daher häufig unverzüglich und konsequent mit Psychopharmaka ruhiggestellt. Nach unseren Maßstäben in völlig inakzeptabler Weise; Sparkommissare sollten sich das Elend anschauen und sich an die Stelle der Patienten denken, dann fiele ihnen der Rotstift aus der Hand.

Wir brauchen integrierte Strukturen, aufgeklärte Familien, gerontopsychiatrische Pflegedienste, viele gerontologische und gerontopsychiatrische Abteilungen in den Krankenhäusern und Altersheimen. Warum strukturieren wir Krankenhäuser nicht um, statt sie zu schließen oder auch nur einzelne Abteilungen dichtzumachen? Mit großer Dankbarkeit nähmen Betroffene und deren Angehörige ein solches Netzwerk von stationärer, ambulanter und Altenheimversorgung direkt beim Krankenhaus an.

Auch ließen sich auf diese Art und Weise technische Probleme beim Übergang vom Krankenhaus in die Familien oder Altersheime unmittelbar lösen. Zum Beispiel die Organisation eines Rollstuhls, von Medikamenten, Infusionen, Sondenkost oder Bettauflagen usw., usw. Wir Ärzte kennen die Unzulänglichkeiten des Systems zur Genüge.

Das alles ist teuer, um der Menschen willen aber ohne Alternative, denn unterlassene Hilfeleistung ist ein Straftatbestand. Gleiches gilt für die High-Tech-Medizin, die den Alten nicht vorenthalten werden darf, im Gegenteil: Gerade bei ihnen sind damit große Erfolge bei geringen Belastungen zu erzielen. Hier sind insbesondere nicht-invasive Verfahren oder sanfte Verfahren der Schulmedizin, aber auch der Naturheilverfahren hervorzuheben – sowohl zur Diagnostik und Behandlung als auch zur Nachsorge und Rehabilitation.

Oft ist es möglich, Menschen mit geringem Aufwand zu untersuchen. Gefäße lassen sich ohne Katheter darstellen, modernste bildgebende Verfahren erlauben genaueste Lokalisierung von Herden und Anomalien. Der oft sträflich vernachlässigte pulmonale Druck im kleinen Kreislauf ist sonographisch meßbar. Auch die Behandlung etwa durch Mikrotherapie von Wirbelsäulen- oder Gelenksschmerzen verhilft zu mehr Lebensqualität im Alter. Eine Hüftprothese für einen 80-jährigen Menschen muss ebenso möglich sein.

Vor einiger Zeit kam eine bedrückte alte Dame in Begleitung ihrer Tochter zu mir. Sie war geistig sehr rege und sehr charmant. Sie wirkte mindestens zehn Jahre jünger und hatte, wie viele Menschen der älteren Generation über 70, heftige lokale Rückenschmerzen in der unteren Hälfte der Wirbelsäule, weniger beim Gehen, sondern vor allem beim Sitzen, ganz besonders beim Kartenspielen.

Zur Mikrotherapie gehört auch die Beseitigung von Schmerz mit punktgenauer Behandlung – wie bei dieser Kartenspielerin. Die Patientin musste ca. zehn Mal von mir behandelt werden. Sie hatte, wie viele Menschen über 50, eine Arthrose der kleinen Gelenke; dabei waren insbesondere einige kleine Gelenke zwischen den Rippen und der Wirbelsäule betroffen. Die Gelenknerven wurden mit einigen Tropfen hochprozentigem Alkohol verödet. Die Patientin blühte auf, konnte wieder sitzen und auch Karten spielen.

Eine Altersbegrenzung für medizinische Leistungen wie im erwähnten englischen Beispiel halten wir für unmoralisch und lehnen sie entschieden ab. Im November 2002 dokumentierte das Max-Planck-Institut in Rostock, dass die altersabhängigen Therapiekosten drastisch unter denen für die Menschen lagen, die das Rentenalter noch nicht erreicht haben. Dies würde ermutigen, wenn sicher auszuschließen wäre, dass wir nicht schon jetzt eine nicht ausgesprochene Rationierung von medizinischen Leistungen im Alter haben. Das aber steht leider zu befürchten.

Natürlich ist es auch für alte Menschen wichtig, Schmerzen und Beeinträchtigungen akzeptieren zu lernen. Auf der anderen Seite sollten diese im Sinne einer möglichst hohen Lebensqualität auch im Alter auf ein erträgliches Maß reduziert werden, was heute mit einfachen Mitteln möglich ist. Dabei könnte der Hausarzt eine wichtige Rolle spielen, genauso wie bei der Hilfe zur Selbsthilfe, auch für Angehörige, und bei der Vorbeugung vor Isolation im Alter. Dies sind wesentliche Aufgaben und Herausforderungen für fortschrittliche zukünftige Gesundheitssysteme.

Solange ein Mensch nur nach seiner Arbeitsleistung im Beruf und seiner Funktion betrachtet wird, ist natürlich derjenige nutzlos, der außerhalb steht – sei er krank, behindert oder alt. Diese Reduktion ebnet jedoch einem zynischen Menschenbild den Weg – man denke nur an das furchtbare Wort vom »unwerten Leben«. Insofern sollte auch vor einer Entsolidarisierung mit den Alten und Kranken in unserer Gesellschaft eindringlich gewarnt werden. Wir sollten immer daran denken, dass wir selbst bald dazugehören werden.

Nicht »dem Leben Jahre geben, sondern den Jahren Leben geben« ist daher meine Überzeugung. Das eigentliche Problem liegt nicht darin, alt zu werden. Es geht darum, die Jahre mit Inhalt zu füllen, sich zu freuen an dem, was man tut, und sich damit zu identifizieren. Es gilt, die eigene Individualität zu stärken und sie einzubringen in die soziale Gemeinschaft der Familie, der Freunde, der Gesellschaft. Das Bild vom freudlosen Alter darf uns nicht besetzen. Wir sollten ein »Komplott« zur Aufwertung und Anerkennung des Alters schmieden. Gerade Erfahrung und Bildung der Alten bereichern unsere Kultur: Ihr Wissen hat nicht ausgedient. Sie sind das Bindeglied zur identitätsstiftenden Vergangenheit und zu den Traditionen, ohne die wir die Zukunft nicht gewinnen können. Wir stehen auf ihren Schultern, und sie zu stärken zu unserem Nutzen, darum geht es bei unserer Fürsorge für sie.

Wir brauchen Menschen, die den Jüngeren das nicht kodifizierte Wissen über das Leben, Lebensformen, berufliche Techniken, historische Zusammenhänge, Religionen und Philosophien, Toleranz und Mitmenschlichkeit weitergeben. Das gilt insbesondere angesichts der überdrehenden Medienmaschine. Alte, oder sagen wir besser: reife Menschen, die gelassen und unaufgeregt zu erzählen, zu mahnen und zu raten verstehen, sorgen für das überlebensnotwendige Innehalten in der Hektik der Konsumwelt. Wir können so viel von den älteren Generationen lernen, und unsere Gesellschaft müsste sich geradezu darum reißen, uns alle bis ins hohe Alter gesund zu halten an Körper, Geist und Seele!

Hier ist natürlich auch die Forschung gefragt, und sie stellt sich ihrer Aufgabe; dazu nur ein einziges knappes Beispiel: Zunehmend gelingt es mit Hilfe der Kernspintomographie, Gehirnfunktionen zu messen; vom kürzlich in Magdeburg installierten stärksten Tomographen Europas (7 Tesla statt der üblichen 1,5 bis 3 Tesla) werden weitere Aufschlüsse erwartet. Neue Verfahren – wie auch »Functional Brain-Mapping« oder »functional Magnetic Resonance Imaging« (fMRI) – eignen sich dazu, funktionelle Abläufe des Körpers im Gehirn sichtbar zu machen, ohne dass der Patient dabei berührt werden muss. Neuere Einsätze befassen sich mit Gefühlsregungen und Denkprozessen. Eine Tübinger Arbeitsgruppe beschäftigt sich mit dem Phänomen der Angst und ihrer Verarbeitung im Gehirn. Auch versucht man, mittels MRT chemische Verbindungen im Gehirn nachzuweisen, die auf das Entstehen von Alzheimer hinweisen. Diese für alle Beteiligten unerhört belastende Krankheit würde dann früher behandelbar und vielleicht sogar zu stoppen sein. Es besteht Hoffnung.

Neben Forschung und Hochleistungsmedizin benötigen wir aber auch, ja vor allem, weil unmittelbarer Handlungsbedarf besteht, die Weiterentwicklung der Altersmedizin (Gerontomedizin), ein differenziertes Versorgungsnetz für Essen, Pflege und Sozialleben alter Menschen. Neue Formen des Zusammenlebens sind notwendig, aber auch die Reaktivierung von Familien gehört zu einem solchen Programm. Solange wir aber »wertes Leben« mit Arbeitskraft verwechseln, wird das Sozialleben dahinsiechen, da wir aufgrund von Arbeitslosigkeit immer jüngere Rentner und Rentnerinnen bekommen. Wir müssen auch das Alter kultivieren und fördern, nicht zuletzt für uns selbst, da wir ja über kurz oder lang dort ebenfalls ankommen und würdig bis zum Tod leben wollen! Das wäre ein wesentliches Element der von mir seit langem geforderten »ars vivendi et moriendi«. Diese sollten wir bewusst weiterentwickeln.

Nach zwanzig Jahren habe ich vor kurzem einen meiner »wissenschaftlichen Väter« wieder getroffen. Er ist 80 Jahre alt, geistig topfit und arbeitet immer noch zwei Tage in der Woche als Nuklearmediziner in einer Klinik. Seine Bewegungen sind zwar leicht verlangsamt, dafür umso sorgfältiger. Er arbeitet nach wie vor mit viel Freude und sehr hohem Sachverstand. Er ist für mich ein wunderbares Vorbild.

Natürlich hört sich meine Forderung nach Beschäftigung alter Menschen vor dem Hintergrund der hohen Arbeitslosigkeit zunächst merkwürdig an. Man könnte sich fragen, ob ich das alles nicht zu rosig und idealistisch sehe. Ich denke nein: Mich stört es gewaltig, dass meine Forderungen nach einer Arbeitsplatzoffensive in der Boombranche unserer heutigen Zeit, der Gesundheitswirtschaft, nicht entschlossen aufgegriffen werden. Aus

Krankenhäusern wären Hotels, Altenbegegnungsstätten oder Netzwerke der regionalen Kinder- oder Altenbetreuung zu konzipieren. Hier hätten Menschen der älteren Generation hervorragende Betätigungsmöglichkeiten, etwa bei der Konzeption von Krankenhausfernsehen, als Betreuer für Patienten, Kinder oder nicht mehr so mobile Altersgenossen, als Seniorchefs, in der Verwaltung, in der Schreinerei, als besonders qualifizierte Seniorenberater qua eigenem Alter usw.

Die Generation zwischen 55 und 75 verfügt für Verwaltungs- und Leitungsaufgaben über ein hervorragendes Wissen und unschätzbare Erfahrungen. Menschen aus dieser Altersgruppe sollten in Verlagen, Technologiezentren und Serviceunternehmen als Geschäftsführer fungieren oder Verwaltungsaufgaben übernehmen. Viele Pleiten von Jungunternehmern könnten vermutlich wirkungsvoll verhindert werden, wenn wir das Know-how der älteren Generationen im Management nutzen und es nicht ohne Not brachliegen lassen. Ich plädiere daher für ein Bündnis der Generationen, für ein Bündnis von Dynamik und Erfahrung.

Ich hoffe sehr, dass die Gesellschaft begreift, dass sie in sozialer Kälte erstarren würde, gäbe es kein selbstloses Engagement. Ich jedenfalls bin tief dankbar dafür, dass sich dazu immer noch, ja immer mehr Menschen bereit erklären. Gesunde oder kaum eingeschränkte Alte finden hier Aufgaben für die weniger gut über die Runden gekommenen Mitalten. Bewusst altern heißt auch: sich den Blick für die anderen bewahren und solidarisch füreinander einstehen.

Mein persönliches Interesse ist es, ein im Wortsinn gesegnetes Alter zu erreichen und auch mit 85 Jahren noch so vital und wach zu sein wie mein Vater, der bis zu seinem 82. Lebensjahr immer noch einige Stunden am Tag arbeitete. Wenn möglich, möchte ich 100 Jahre alt werden, weil ich das Leben liebe. Wir Menschen entscheiden nicht, wann wir diese Welt betreten oder verlassen, aber wir haben alle die Möglichkeit und die Verpflichtung, durch unsere Existenz das Leben sorgsam zu pflegen und zum Blühen zu bringen, so wie es der Gärtner mit seinen Blumen und Pflanzen tut.

Ich möchte ohne Schmerzen und, wenn denn nicht anders möglich, wenigstens mit erträglichen Gebrechen leben. Wenn ich »klapprig« werde, möchte ich die Unterstützung einer hochdifferenzierten Medizin bekommen, die mich auch im hohen Alter als Menschen wahrnimmt. Und ich möchte jemanden, der mich in die Arme nimmt und hinüberbegleitet, auch wenn ich verwirrt sein sollte. Ich möchte nicht durch Sterbehilfe umgebracht werden, weil das System aus Kostengründen versagt hat.

Und vor allem möchte ich mich an diesem einzigartigen und leider viel zu kurzen Dasein bis zum letzten Atemzug freuen. In tiefem Respekt vor dem Gesamtkunstwerk: Leben!

Zum Abschluss ein wunderbares Gedicht, das Albert Schweitzer zugeschrieben wird:

Bewahre das Alter

Jugend ist nicht nur ein Lebensabschnitt –
Jugend ist ein Geisteszustand.
Sie ist Schwung des Willens,
Regsamkeit der Phantasie,
Stärke der Gefühle,
Sieg des Mutes über Feigheit,
Triumph der Abenteuerlust über die Trägheit.

Niemand wird alt, weil er eine Anzahl Jahre hinter sich gebracht
hat.
Man wird nur alt, wenn man seinen Idealen Lebewohl sagt.
Mit den Jahren runzelt die Haut, mit dem Verzicht auf
Begeisterung
Aber runzelt die Seele.

Du bist so jung wie Deine Zuversicht, so alt wie Deine Zweifel.
So jung wie Dein Selbstvertrauen, so alt wie Deine Furcht.
So jung wie Deine Hoffnungen, so alt wie Deine Verzagtheit.

Solange die Botschaften der Schönheit, Freude, Kühnheit und
Größe
Dein Herz erreichen, solange bist Du jung!

Dementia in Libertate amen

zusammenhangslos
erinnerungslos
beziehungslos
geschichtslos
schrankenlos
gedankenlos
bindungslos
bewusstlos
kontaktlos
heimatlos
schutzlos
ruhelos
sinnlos
haltlos
zeitlos

Hirn los?

Endlos der
Bruch eben mit
konventionellem
Denken & Handeln,
mit allen sozialen Bezügen
und lange Liebgewonnenen(m).

Endloses Verlieren von äußerem Halt,
innerer Struktur, Heimat und Menschen.

Endloses Vergessen und *Sprachlosigkeit*:

als vorbehaltlose Voraussetzung für
grenzenlose Freiheit
& Transzendenz

Wer weiß …

2008

Die Nagelprobe der Demenz

Gedanken zum Glück des längeren Lebens

»Unser Leben«, heißt es in der Bibel, »währet siebenzig Jahre, und wenn es hoch kommt, sind es achtzig Jahre«. Dass man gar noch älter werden könnte, war in früheren Zeiten kaum vorstellbar. Nur in den Mythen oder in der Dichtung, da, wo die Phantasie freien Lauf hat, wo sich die Wünsche ausdrücken konnten, wurden die Helden manchmal 100 Jahre und älter, alt wie Methusalem. Heute dagegen erregen die Hundertjährigen immer weniger Aufsehen. Eine Lebenserwartung von 80 und mehr Jahren will uns, wenigstens in Europa, durchaus selbstverständlich erscheinen. Wir genießen das Alter dank moderner Medizin und Ernährung sowie komfortabler Sozialsysteme. Alles zusammen bietet uns die Chance, länger jung zu bleiben. Das »gefühlte Alter« liegt inzwischen durchschnittlich 10 bis 20 Jahre unter dem realen. »Mit 66«, verspricht uns ein Schlager, »fängt das Leben an.« Früher, noch vor 80 Jahren, war es da für die meisten schon vorbei. Unterdessen aber haben sich ganze Industrien auf den Wandel eingestellt, von der Kosmetik über die Textilbranche bis zum Baugewerbe. Nicht zu reden vom Tourismus und der expandierenden Wellnessindustrie. Sogar der Sex im Alter ist mittlerweile zum ökonomisch interessanten und ästhetisch reizvollen Thema geworden, bei Beate Uhse wie in der anspruchsvolleren Kultur, im Film zum Beispiel.
Schnell, mit großer Kreativität und mit Ideenreichtum haben wir

gelernt, die Erfüllung des Menschheitstraums von einem langen Leben anzunehmen. Doch das ist nur die eine Seite. Mit der anderen, mit den problematischen Folgen steigender Lebenserwartung, tun wir uns wesentlich schwerer. Hier reagieren wir noch immer überwiegend mit Verdrängung, wo wir uns doch um Zuwendung bemühen sollten. Weil wir zwar immer älter werden wollen, uns aber scheuen, alt zu sein, das rüstige Alter gern mit konservierter Jugend verwechseln, neigen wir dazu, alles auszublenden, was uns daran erinnern könnte, dass das Alter nach wie vor mit Beschwerden und Verfall belastet sein kann. Nirgends wird diese Unsicherheit, das egozentrische Ausweichen vor der Realität, deutlicher als in unserem Verhältnis zur Demenz. Weil wir nicht wissen, wie wir diesem geistigen Verfallen, dieser Form des langsamen Wegtretens begegnen sollen, weil sich die Krankheit weder mit Medikamenten besiegen noch wegoperieren lässt, weil sie unseren Traum vom unbeschwerten Alter stört, weil der Verlauf der Demenz so unbegreiflich scheint, reagieren wir verunsichert und nur allzu oft mit der Ausgrenzung derer, von denen wir meinen, sie nicht weiter erreichen zu können.

Dabei geht es hier längst nicht mehr um wenige tragische Einzelfälle wie den des Schriftstellers Walter Jens, von dessen Schicksal wir wohl auch nie erfahren hätten, wenn er nicht einmal zu den wortmächtigsten Intellektuellen unseres Landes gehört hätte. Nein, die Demenz ist längst zu einem gesellschaftlichen Problem geworden, dem wir uns als solchem stellen müssen. 1,1 Millionen Demenzkranke leben zurzeit in Deutschland, zwei Drittel davon leiden unter der Alzheimer-Krankheit. 250 000 Neuerkrankungen werden jährlich registriert. Zurückzuführen ist dieser steile Anstieg der Fallzahlen wohl auch auf die steigende Lebenserwartung, während das Erkrankungsrisiko innerhalb der Altersgruppen weitgehend konstant geblieben ist. Das heißt, der Anteil der Erkrankungen steigt überproportional mit dem Alter. Weniger als drei Prozent der Dementen sind jünger als 65 Jahre. Zwei Drittel haben dagegen das 80. Lebensjahr vollendet.

Was da im Zuge der weiteren demographischen Entwicklung auf uns zukommt, kann man sich leicht ausmalen, zumal wenig dafür spricht, dass wir in absehbarer Zeit über wirksame Heilmethoden verfügen könnten. Ist doch nicht einmal klar, worum es sich bei den verschiedenen Formen der Demenz handelt. Haben wir es mit organischen Veränderungen des Gehirns zu tun oder sind womöglich toxische Einflüsse entscheidend? Gibt es genetische Ursachen oder ist die Demenz am Ende gar eine Schutzfunktion, mit der sich unser Gehirn vor Überlastung zu retten sucht? Ist die Krankheit ein Zufluchtsort, an dem sich die überforderte Persönlichkeit, die erschöpfte Seele in der Not verschanzt? Auch wenn man sicher nicht so weit gehen darf wie Tilmann Jens, der seinem Vater Walter Jens unterstellt, dass er dement geworden sei, um nicht länger die Verantwortung für seine geleugnete Vergangenheit als jugendlicher temporärer Parteigänger des NS-Regimes tragen zu müssen, sind doch psychische Ursachen für die Erkrankung nicht von vornherein auszuschließen.

Nur wenn wir den ganzen denkbaren Ursachenkomplex im Blick haben, werden wir schließlich auch zu anderen Formen des Umgangs mit dieser Krankheit finden. Keinesfalls können wir ihr weiter mit peinlich berührtem Wegsehen begegnen. Vielmehr gilt es, auch die Demenz als eine Form menschlichen Alterns zu begreifen, zu erkennen, dass die Betroffenen ein Recht haben, ihr Leben, wie immer sie es erfahren mögen, in Würde weiterzuführen, und zwar nicht ausgeschlossen, weggesperrt, sondern in der Gemeinschaft mit denen, die das Glück haben, gesund zu altern. Hierzu gehört ein liebe- und verständnisvoller Umgang mit den Kranken daheim in der Familie sowie in den Pflegeeinrichtungen – ein Umgang, wie wir ihn uns selbst auch wünschen würden. Hier aber hat das Gesundheitssystem, hier haben wir bisher versagt. Oft werden Demente einfach ruhiggestellt, vielfach emotional misshandelt. Die wenigsten erfahren wohl eine so verständige Betreuung wie Walter Jens durch seine Frau Inge. Allzu oft kommt es zu dramatischen Zuständen, wenn überforderte Angehörige einen Demenzkranken in ein Krankenhaus bringen, wo dann wieder überforderte Ärzte, Pfleger, Schwestern falsch reagieren, weil sie alle zusammen nicht über die nötige Ausbildung verfügen.

Hier besteht ein Nachholbedarf, den wir nicht länger übersehen dürfen. Denn nach allem, was wir heute sagen können, wird die Demenz eine der großen Herausforderungen unserer Zukunft werden, medizinisch, gesellschaftlich und moralisch, eine Nagelprobe, bei der sich beweisen wird, inwieweit wir fähig sind, das Glück längeren Lebens zu tragen.

Umdenken hat seine Zeit

Eine Kanzelrede

Ein Predigttext ist mir nicht vorgegeben worden. Ich solle, hieß es, einfach ein wenig über meine Erkenntnisse aus dem Buch »Lebe mit Herz und Seele – Sieben Haltungen zur Lebenskunst« berichten. Das will ich wohl auch tun. Ich will aber dabei nicht verhehlen, dass im Hintergrund meiner Beobachtungen und Überlegungen immer unser aller Lebensthema zu mir spricht: die Vergänglichkeit. Lebenskunst heißt bewusster Umgang damit, sich nicht überwältigen lassen von der Endlichkeit. Und in befreiendem Sinn klar gemacht hat mir das eben doch eine Bibelstelle, das kostbare dritte Kapitel des Buches Prediger. Ich zitiere die ersten elf Verse in der lutherischen Version:

»(1) *Ein jegliches hat seine Zeit, und alles Vorhaben unter dem Himmel hat seine Stunde: geboren werden hat seine Zeit, sterben hat seine Zeit; (2) pflanzen hat seine Zeit, ausreißen, was gepflanzt ist, hat seine Zeit;(3) töten hat seine Zeit, heilen hat seine Zeit; abbrechen hat seine Zeit, bauen hat seine Zeit; (4) weinen hat seine Zeit, lachen hat seine Zeit; klagen hat seine Zeit, tanzen hat seine Zeit; (5) Steine wegwerfen hat seine Zeit, Steine sammeln hat seine Zeit; herzen hat seine Zeit, aufhören zu herzen hat seine Zeit;(6) suchen hat seine Zeit, verlieren hat seine Zeit; behalten hat seine Zeit, wegwerfen hat seine Zeit; (7) zerreißen hat seine Zeit, zunähen hat*

*seine Zeit; schweigen hat seine Zeit, reden hat seine Zeit;(8) lieben
hat seine Zeit, hassen hat seine Zeit; Streit hat seine Zeit, Friede hat
seine Zeit. (9) Man mühe sich ab, wie man will, so hat man keinen
Gewinn davon. (10) Ich sah die Arbeit, die Gott den Menschen gegeben hat, dass sie sich damit plagen. (11) Er hat alles schön gemacht zu seiner Zeit, auch hat er die Ewigkeit in ihr Herz gelegt;
nur dass der Mensch nicht ergründen kann das Werk, das Gott tut,
weder Anfang noch Ende.«*

Mit diesem Text ging und geht es mir seltsam: Mal beruhigt er
mich in den Sorgen des Alltags, mal stürzt er mich in Zweifel
über den Sinn meines Tuns. Die Worte können mich förmlich
einlullen, und sie können mich ein andermal geradezu aufregen.
Zuweilen höre ich den weisen Salomo, dem das biblische Buch
Prediger zugeschrieben ist, als Mahner zu mehr Gottvertrauen
und Hinnahme dessen, was Gott schickt. Dann wieder emp-
finde ich verstört seine Forderung, genau hinzusehen und zu
prüfen, ob denn das, was geschieht, tatsächlich an der Zeit ist,
oder ob ich nicht meine Kräfte, wie schwach auch immer, mobi-
lisieren müsste, dem Verhängnis in die Speichen zu greifen. Offenbar hat auch das Verstehen unseres Predigers wie alles, was
wir hören oder was wir sagen, wie alles, was uns widerfährt oder
was wir ins Werk setzen, seine Zeit.

In den eben geschilderten Zwiespalt gerate ich gleich mit dem
Eingangs- und Leitvers des Textes: »Alles« oder »ein Jegliches
hat seine Zeit« oder »seine Stunde«, je nach Übersetzung. Wer,
frage ich mich, bestimmt darüber, wann was »seine Zeit« hat,
welcher Moment der richtige ist und in welche Phase was passt?
Lese ich unseren Abschnitt von hinten her, dann scheint mir der
Prediger beinahe wegwerfend zu sagen, dass ich als Person jedenfalls keinerlei Einfluss darauf habe. Da mag ich mich »plagen«, wie ich will: Ein Gewinn schaut bei allem nicht heraus.

Und noch weiter unten im Kapitel heißt es: »Alles, was Gott tut, das besteht für ewig; man kann nichts dazutun noch wegtun.« Oder anders: Da Gott alles tut oder genauer: schon getan hat, das Vergangene wie das Künftige, kann ich mir alles Grübeln über die rechte Zeit für dieses oder für jenes sparen.

Ich bitte um Vergebung für die scheinbar provokante Frage: War Salomo ein erster Muslim weit vor Entstehung des Islam? Hing er einem Schicksals- oder Kismetglauben an? Das hieße, ihn fatalistisch zu verstehen, was dann im Wortsinn wirklich fatal wäre. Es widerspräche ganz und gar dem biblischen und, das möchte ich betonen, auch dem islamischen Welt- und Gottesbild. Koran wie Heilige Schrift fordern und fördern den Menschen als sittliches Wesen, weisen ihm den Weg. Wozu wäre das gut, könnte er nicht auch in die Irre gehen?

Dazu eine kleine Geschichte aus dem Islam: Als einer seiner Männer in einem Gefecht verwundet worden war, ließ Mohammed zwei Heilkundige kommen und fragte sie: »Welche Erfahrung habt ihr mit der Heilkunst?« Sie antworteten: »O Prophet Gottes, ist denn irgend etwas gut in der Medizin? In der Zeit der Unkenntnis pflegten wir Heilungssuchende zu behandeln. Aber nachdem der Islam gekommen ist, haben wir uns ganz Gott anvertraut.« Darauf erwiderte der Prophet: »Behandelt den Verwundeten! Gott, der die Krankheiten erschuf, erschuf auch die Heilkunde und hat sie mit besonderen Kenntnissen ausgestattet.« Die Ärzte gehorchten, der Verwundete genas.

Unser Prediger sieht das in keiner Weise anders, so anders sich das bisher Zitierte auch anhören mag. Das liegt daran, dass der Text die Sphären der Gültigkeit seiner Aussagen genau trennt und dem Menschen zuweist, was des Menschen ist. Das, was Gottes ist, bleibt dem Menschen ohnedies verschlossen: Er kann nicht »ergründen das Werk, das Gott tut, weder Anfang noch Ende«, heißt es im 11. Vers. Aber schon im nächsten, den ich nicht mitzitiert habe, folgt sozusagen die Erdung dieser metaphysischen Aussage:

»Da merkte ich, dass es nichts Besseres gibt als fröhlich sein und sich gütlich tun in seinem Leben. Denn ein Mensch, der da isst und trinkt und hat guten Mut bei all seinen Mühen, das ist eine Gabe Gottes.« Und am Kapitelende zehn Verse später bestätigt der Prediger des Menschen Rolle noch einmal ausdrücklich: »So sah ich denn, dass nichts Besseres ist, als dass ein Mensch fröhlich sei in seiner Arbeit; denn das ist sein Teil.«

Insofern ist uns eben doch aufgegeben zu wägen, was momentan an der Zeit ist oder seine Zeit hat, nämlich auf unserer irdischen Ebene, im Hier und Jetzt. Wir werden uns nur gütlich tun können und essen und trinken, wenn wir beizeiten gepflanzt haben und wenn wir zur rechten Zeit das Gepflanzte ernten. Wenn wir den guten Moment zur Umarmung nicht haben verstreichen lassen und auch nicht den, zu dem es Zeit ist, die Umarmung zu lösen. Wenn wir uns weise zurückzunehmen verstehen und erst dann unsere Stimme erheben, wenn sie mit Gehör rechnen kann. Wenn wir uns rechtzeitig wehren und wenn wir dann Frieden schließen, wenn die Stunde dafür gekommen ist. Und auch fröhlich bei unserer Arbeit werden wir nur sein, wenn wir den rechten Handgriff zur rechten Zeit tun und unsere Leistung in der entscheidenden Situation bringen.

Sie können sich denken, dass eines der vielen Gegensatzpaare, die der Prediger anführt, mich besonders anspricht: »Töten hat seine Zeit, heilen hat seine Zeit.« Heilen ist mein Beruf, und ich verstehe ihn durchaus auch im oben erwähnten »mohammedanischen« Sinn als Auftrag des Schöpfers. Ich lese den Vers vielleicht als Leibsorger nur etwas materieller, als es ein Seelsorger tut. Ich fühle mich von diesem Vers aufgerufen, über etwaigen

Heilerfolgen nicht zu vergessen, dass auch das Töten in der Welt ist. Und dass ich mich nicht berauschen sollte weder an meinem so hehren Tun im Kontrast zum Bösen, das andere anrichten, noch am immer nur zeitweiligen Triumph über Krankheit und Tod.

Auf keinen Fall sollten wir, meine Zuhörer, den Prediger so verstehen, dass es nach einer beliebten Leerformel halt immer so ist, wie es ist. Und er brauchte auch nicht so viele Worte zu machen, wenn er uns nur mitteilen wollte, dass alles schließlich so kommt, wie es kommen soll. Höchstens in einem radikal gewendeten diesseitigen Sinn und daher auch die vielen Worte: Wir müssen uns in unserem eigenen Interesse enorm bemühen, dass es in unserer Welt tatsächlich so kommt, wie es kommen soll. Andernfalls kann es uns geschehen, dass es genau so kommt, wie das eben nicht tun soll. Und dann ist es aus mit der Freude und dem Gütlichtun. Und das wiederum hieße die Gaben Gottes vergeuden.

Die größte dieser Gaben ist unser Leben selbst, und zwar in allen seinen Abschnitten von der Wiege bis zur Bahre. Im Kapitel meines Buches »Lebe mit Herz und Seele« über die sechste Haltung zur Lebenskunst habe ich mich mit der Todesnähe beschäftigt und damit, was sie uns fürs Leben lehrt und schenkt. In meinem eigenen Leben gab es zwei einschneidende Erlebnisse:

In den Bergen bin ich einmal aus großer Höhe abgestürzt, über 10 Meter. Ich wusste beim Absturz, dass es gleich vorbei sein könnte. Mein Leben zog noch einmal an mir vorbei, wie in einem Film, ganz intensiv. Und es schoss mir im Bruchteil einer Sekunde durch den Kopf: So ein Mist, es ist zu Ende, wie wunderschön ist es doch gewesen …

Auch einen schweren Motorradunfall habe ich hinter mir. Auch damals habe ich mich vom Leben verabschiedet. Mein Gedanke beim Sturz, als ich meterweit durch die Luft geschleudert wurde und wusste, ich werde gleich aufprallen: Es ist vorbei. Leben ist so schön …

Ich bin nicht zu Tode gekommen. Ich dachte nur: Toll, du lebst ja noch! Ein Gefühl tiefster Dankbarkeit. Eine wunderbare Erfahrung, die meinem Leben eine ganz andere Tiefe gegeben hat. Und ich bin mir sicher, solche Augenblicke haben auch die meisten von Ihnen einmal in Ihrem Leben gehabt. Seit dem ersten Unfall habe ich gelegentlich Hüftprobleme. Aber das Entscheidende ist etwas anderes, Positives: Mein Leben ist seither nicht mehr das gleiche. Und auch meine Einstellung zum Tod nicht.

Es gibt nicht nur die Todessucht, die vom Leben entfremdet. Auch die Angst vor dem Tod entfernt uns vom Leben. Eine im Orient berühmte Geschichte erzählt davon, wie man dem Tod in die Arme läuft, gerade indem man vor ihm flieht:

Ein Kaufmann in Bagdad schickte seinen Diener mit einem Auftrag zum Basar. Der Mann kam blass und zitternd vor Angst zurück: »Herr, mir ist auf dem Markt der Tod begegnet, der auf mich zeigte. Bitte gebt mir ein Pferd, dass ich nach Samarra reiten kann, um mich möglichst weit von ihm zu entfernen.« Der Kaufmann, der seinen Diener liebte, gab ihm sein schnellstes Pferd. Später ging der Kaufmann selbst auf den Basar. Er sah den Tod in der Menge, ging auf ihn zu und fragte: »Warum hast du heute meinen Diener bedroht?« Der Tod entgegnete: »Ich habe ihm nicht gedroht. Ich bin nur erstaunt zusammengefahren, weil ich ihn hier in Bagdad traf. Mir hatte man nämlich bedeutet, dass ich ihn heute Abend in Samarra treffen würde.«

Die Geschichte macht deutlich, liebe Zuhörer: Viele Menschen haben solche Angst zu sterben, dass ihr ganzes Leben Todesflucht ist und sie dabei nie richtig leben. Sie sind tot, mitten im

Leben. Todesverdrängung ist eine Form der Todesangst und der Realitätsverleugnung. Die Römer wussten: »Mors certa, hora incerta – Der Tod ist gewiss, nur wissen wir nicht, wann uns die Stunde schlägt.« Und der 90. Psalm bittet: »Lehre uns bedenken, dass wir sterben müssen, auf dass wir klug werden.« Oder anders formuliert: Ich muss den Tod ins Leben integrieren, sonst gelingt es nicht.

Nach dieser Einsicht lebe ich selber ganz bewusst. Mir ist in jeder Stunde bewusst: Ich kann heute, ich kann im nächsten Augenblick sterben. Der Tod gehört eben zu diesem heutigen Tag. Er gehört zu meiner Existenz, er ist Teil meines Daseins. Nicht irgendwann in einer Zukunft, die ich ausblenden kann. Sondern immer schon. Er gehört zu meinem Leben. Er ist gegenwärtig. Das zu gewärtigen, das heißt ständig parat zu haben, ist ein Teil der Lebenskunst, zumindest meiner. Ja, es ist sogar ihre Voraussetzung.

Wir leben alle auf ein Ende zu. Dieses gemeinsame Schicksal verbindet uns. Aus dieser Erkenntnis erwächst nicht Panik vor dem Ende, sondern Gemeinschaft des Lebendigen und Lebensliebe. Sie fordert verantwortliches Handeln uns selbst und den anderen gegenüber. Indem wir uns aus der Endlichkeitserfahrung heraus dem Leben zuwenden, überwinden wir Einsamkeit und Angst in der Gemeinsamkeit mit allen Sterblichen.

Ich unterscheide begrifflich zwischen Körper, Seele und Geist – uralte Begriffe, schwer zu definieren und in der Geschichte immer wieder inhaltlich unterschiedlich bestimmt.

Was ist nun Geist? Ich verstehe darunter Denken und Fühlen – im Unterschied zur körperlichen Aktion. Der Geist formt sich sicherlich mit dem Körper, er wirkt wieder zurück auf den Körper, wie der Körper seinerseits auf Denken und Fühlen großen Einfluss hat. Ich spreche deshalb auch lieber vom Körpergeist. Dass die Trennung zu fatalen Irrtümern führen kann, zeigt die moderne Entwicklung, die die Medizin in körperorientierte und psychisch ausgerichtete Disziplinen trennt. Und die Politik degradiert uns Ärzte zu Funktionsmedizinern, die nur die Körper fließbandmäßig und schnell reparieren sollen.

Und Seele? Lassen Sie es mich mit Hegel sagen: Sie ist der »Lichtfaden, mit dem wir an den Himmel geknüpft« sind. Oder mit Goethe gesprochen: Beim Tod ist es mit der Seele wie mit der Sonne; sie scheint »bloß unseren Augen unterzugehen«, während sie in Wahrheit »unaufhörlich fortleuchtet«. Der Begriff »Seele« steht für mich für die Verbindung zur Schöpfung, zu dem, was immer da ist. Oder nochmals Goethe: »Zu dem, der da ist, der da war, und der da sein wird.« Seele ist das Unverlierbare.

Die moderne Kultur hat Körper, Seele und Geist getrennt. Und hat uns damit auch vom Kosmos getrennt. Das hat nicht nur in der Medizin verheerende Auswirkungen. Die Trennung wirkt sich auch auf unser Leben unheilvoll aus. Und sie hat im Blick auf die Gesundheit eines jeden Einzelnen krankmachende Folgen. Diese Trennung zerstört in der Konsequenz unsere Lebensgrundlagen als Menschheit. Sie nimmt uns unsere Spiritualität. Die Konsequenz der Trennung von Kultur, Natur und Beseeltem liegt auf der Hand: Wir leben in einer Welt von zunehmender Aggression, in der sich Religionen und Kulturen gewalttätig gegeneinander wenden. Kriege und Brutalität gab es immer schon, aber sollten wir nicht längst das Zeug dazu haben, sie zu überwinden?

Wenn Denken, Fühlen, Handeln und unsere Körperlichkeit wieder als das Ganze begriffen werden, das mehr ist als die Summe seiner Teile, dann hat die Seele ein Zuhause gefunden. Dann werden wir auch wieder ein Leben in Balance führen können. Dann werden wir die Heilkräfte, die in uns selber liegen, neu entdecken können.

Das ist also mein Ansatz, wenn vom Menschen als einer Einheit von Seele, Geist und Körper gesprochen wird: Am Unvergänglichen haben wir teil durch die Seele, aber auch durch die Bausteine unseres Körpers: Aus unseren Zellen werden nach unserem Ableben Eiweiße oder Mineralien, aus Knochen Steine, aus Haaren Staub. In jedem Moment finden diese Transformationsprozesse statt – wenn Hautzellen abschilfern, Haare ausfallen, wenn Nägel beschnitten, Leber-, Herz- oder Muskelzellen ausgeschieden werden.

Diese Grundbausteine sind wieder Voraussetzung zum Wachstum anderer Strukturen. Sie schwimmen im Wasser oder sind in Stein gebunden, sie werden über den Nahrungszyklus aufgenommen und Teile eines lebendigen anderen: Regenwurm, Schmetterling, Sonnenblume, Virus oder Mensch. Oder organisches Material wird sogar beim Auftreffen eines Meteoriten auf die Erde in den Weltraum geschleudert und schafft Milliarden Jahre später die Basis für Leben auf anderen Himmelskörpern. Und wo sind unsere Seelen in diesem unendlichen Raum? Das können wir, mit dem Prediger Salomo gesprochen, nicht ergründen. Sicher ist: Uns verbindet, dass wir nicht bleiben, wie wir sind, dass wir endlich sind – und doch an der Unendlichkeit teilhaben.

Leben ist Leben bis zum Schluss. Und die Qualität des Lebens ist auch am Lebensende das Entscheidende. Ich habe lange auf einer Frauenkrebsstation gearbeitet und viele Frauen begleitet in den letzten Tagen, Stunden. Ich erinnere mich an sehr tiefe Gespräche auf der Intensivstation, mit Menschen, die an den Maschinen hingen. Doch es müssen gar nicht reguläre Gespräche sein: Nonverbale Kommunikation funktioniert, auch wenn es keinen sprechenden Austausch mehr gibt. Nähe und Wärme lindern die Furcht vor dem einsamen Sterben. Der Arzt darf sich nicht als Kämpfer gegen den Tod verstehen, denn dann hat er immer schon verloren. Er kämpft für das Leben, und zu dem gehört ein menschenwürdiger Tod.

Als mein Bruder Willi im Alter von 44 Jahren sterben musste, war ich als Arzt völlig niedergeschlagen. Ich konnte ihm nicht helfen. Ich habe die Phase seiner schweren Erkrankung, ein halbes Jahr, intensiv begleitet und die ganze Organisation der medizinischen Versorgung und auf der anderen Seite natürlich auch die Betreuung der Familie übernommen. Und ich habe damals mit Gott gehadert: Warum muss ein so begabter Mensch, der das Dasein so leidenschaftlich liebt, unter solchen Qualen und nach einem so kurzen Leben die Erde verlassen? Unter Schmerzen habe ich damals meine wichtigste Lektion als Arzt gelernt: Ich kann nicht bestimmen, wann wir auf die Welt kommen und wann wir gehen. Wir Ärzte können versuchen, das Beste zu geben und für die Menschen da zu sein. Wir können nicht jeden heilen. Aber wir können ihm Kraft geben, wenn wir ihm auch in schwersten Situationen des Lebens nahe sind und zur Seite stehen.

Das Sterben meines Bruders hat mich endgültig aufgeweckt und mir gezeigt, dass das Leben so kurz ist. Im Angesicht der Ewigkeit ist unsere Lebenszeit ein Hauch. Wir sind, nochmals Psalm 90, »wie ein Gras, das am Morgen blüht und sprosst und des Abends welkt und verdorrt«. Wir sollten glücklich sein und dankbar, dass wir hier sein dürfen. Und wir Ärzte sollten ganz besonders respektvoll und mitfühlend mit den uns anbefohlenen Menschen umgehen.

Die Ars Vivendi, die Lebenskunst, kommt ohne die Ars Moriendi: die Kunst zu sterben nicht aus. Das müssen wir auch in der Arztausbildung beherzigen. Ich selber konnte mich während meines Studiums nicht mit Tod und Sterben auseinandersetzen. Es war im Lehrplan nicht vorgesehen. Ich bin am Anfang meines beruflichen Werdegangs daher ganz bewusst auf eine Krebsstation gegangen. Denn ich habe mir gesagt: Wenn ich das nicht schaffe, Menschen nahe zu sein und auch dann, wenn sie in eine andere Welt gehen, dabei zu sein, Andacht zu schaffen – dann sollte ich diesen Beruf nicht ausüben und lieber Ingenieur werden.

Wir brauchen einander. Wir sind in jeder Situation des Lebens auf die Fürsorge des anderen, seine Liebe angewiesen. In ihrer ganzen Tiefe wird diese Wahrheit deutlich, wenn die Medizin mit ihrem Latein am Ende ist und der Tod naht. Zu akzeptieren, dass der Tod letztlich siegt, wird dem leichter möglich sein, der sich mit dem eigenen Tod auseinandersetzt. Mir ging das schon als Student auf, und ich bedauerte das viel zu geringe Angebot an Gesprächen zu diesem Thema: Die angehenden Ärzte werden mit dem Problem weitgehend allein gelassen, und nicht wenige scheitern dann an Sterbebetten, weil sich ihre eigene Hilf- und Trostlosigkeit den Trauernden und, schlimmer noch, dem Sterbenden mitteilt. Naturtalente des Tröstens sind die Ausnahme, die meisten Ärzte lernen erst im Ernstfall – oder sie versagen.

Mein Bruder war in der Endphase seines Lebens bettlägerig und wurde in Berlin behandelt. Ich werde nie vergessen, was für eine Kraft er bis kurz vor seinem letzten Atemzug ausstrahlte, welch intensive Monate der emotionalen und spirituellen Energie wir Angehörigen und das beeindruckende therapeutische und pflegerische Knochentransplantationsteam gemeinsam erleben durften. Keiner und keine von uns möchte diese Erfahrung missen. Hat sie uns doch alle mit dem Ursprünglichen unserer Existenz und gleichzeitig mit dem Transzendenten verbunden. Und unser Leben verändert.

Mit dem Tod leben – da kann unsere europäisch-abendländische Kultur vom Buddhismus, vom Hinduismus, aber zum Beispiel auch vom katholischen Mexiko lernen. Der Tod wird dort als Freudenfest gefeiert, in Vorbereitung auf das Jenseits oder in der Erwartung der Wiedergeburt oder des jenseitigen Lebens. Und in solchen Kulturen gehen auch die sterbenden Menschen in der Regel viel leichter mit ihrem nahenden Tod um. Während wir den Verlust beklagen und unsere eigene Vergänglichkeit fürchten, wird der Tod dort aus einer viel positiveren Perspektive betrachtet als bei uns.

Die Seele lebt. Dies habe ich durch den Tod meines Bruders und auch beim Tod meines Vaters gelernt. Beide sind mir immer gegenwärtig, körperlos, und helfen mir so, eine der tiefsten Wahrheiten unseres Lebens zu verstehen: Es muss wieder selbstverständlich sein, dass man dem anderen Menschen Zuwendung schenkt, auch wenn er sich nicht mehr artikulieren kann. Wenn diese Zuwendung geschenkt wird, dann kann daraus ganz viel Kraft, Lebenslust und Lebendigkeit selbst im Angesicht des Sterbens entstehen, in beide Richtungen: für den Menschen am Ende seines Lebens und für den, der ihn in dieser Phase begleitet.

Zurück zu unserem Prediger. Er hat die Eckpfeiler unseres Hierseins mit den ersten Worten eingerammt: Geburt und Tod, dazwischen liegt unser Aufgabenfeld, in der Spanne haben wir uns zu bewähren. Und ein Prüfstein ist die Bewährung im Umgang miteinander, mit dem Nächsten, wie es im Neuen Testament heißt. Bestehen wir die Probe, dürfen wir uns glücklich schätzen. Dabei heißt es nie vergessen, dass es nicht unser Verdienst ist. Salomo nämlich mahnt nicht nur zu mitmenschlichem Handeln, sondern auch zu radikaler Bescheidenheit in der Erkenntnis, dass selbst größte Erfolge nur ihre Zeit haben. Sie vergehen, wie wir selbst kommen und gehen. Geborenwerden und Sterben bilden das einzige Gegensatzpaar in unserem Text, das sich unserer Verfügung entzieht, und ist daher nicht zufällig das erste. Alles, was wir irgend erreichen können im dazwischen liegenden Moment, der Leben heißt, ist Geschenk. Mit den Worten des Chorals von Jochen Klepper:

»Der Mensch ahnt nichts von seiner Frist.
Du aber bleibest, der du bist,
in Jahren ohne Ende.
Wir fahren hin durch deinen Zorn,
und doch strömt deiner Gnade Born
in unsre leeren Hände.«

Hausärzte

Ursprünglich wollte ich Landarzt werden. Deswegen begann ich mich für Radiologie zu interessieren, damit ich in meiner Einsamkeit Röntgenaufnahmen korrekt würde interpretieren können und mehr über Tumor- und Schmerztherapie erführe. Das Fach faszinierte mich dann derart, dass ich schließlich ganz dabei landete. Und nun gehöre ich zu diesen immer ein wenig als kalte »Apparatschiks« beargwöhnten Hightech-Medizinern.

Mein ärztliches Tun als Radiologe bewegt sich auf dem schmalen Grat zwischen dem medizinisch Möglichen und dem Menschenverträglichen, also dem, was dem Menschen am menschlichsten hilft und mithin ärztlich geboten ist. Die Güterabwägung wird mit unserem unentwegt wachsenden und verbesserten Instrumentarium keineswegs leichter. Es fordert vielmehr in immer höherem Maß unsere prognostischen Fähigkeiten, unser Fingerspitzengefühl und, das vor allem, unser Einfühlungsvermögen.

Es bedrückt mich daher, dass Prävention in der Debatte um die Gesundheitsreform so relativ klein geschrieben wird. Mir kommt das so vor wie die achselzuckende Auskunft bei der Polizei, man könne leider erst bei Vorliegen einer Straftat einschreiten. Das darf nie Maxime ärztlichen Handelns sein. Im Gegenteil: Leiden vorzubeugen ist ein Gebot der Nächstenliebe und hat daher für mich auch medizinische Priorität. Dem Hausarzt kommt hier eine Schlüsselrolle zu, weil er Risikofälle als erster erkennt, warnen und gegebenenfalls Maßnahmen empfehlen oder sogar einleiten kann.

Prävention ist die Waffe der ersten Wahl bei der Bekämpfung der großen Volkskrankheiten: Rücken-, Gelenks- und Herz-Kreislauf-Erkrankungen, Diabetes, Rheuma, Tumoren, Allergien, Steinleiden, Depressionen, Kopfschmerzen und nicht zuletzt das Burn-out-Syndrom mit seinen Folgen für die Arbeits- und mithin für die Lebensfreude. Diese Leiden verursachen nicht nur den Löwenanteil der Gesundheitskosten, sondern sie vergiften auch den Alltag einer großen Zahl von Menschen und schlagen durch auf Zuversicht und Stimmung.

Besonders erschreckend finde ich die unerträglich und unnötig hohe Zahl an alljährlichen Infarkten in unserem Land. Ein beschämendes Armutszeugnis für ein so hoch entwickeltes Gemeinwesen wie das unsere. Bereits seit anderthalb Jahrzehnten stehen effektive Frühwarnsysteme bereit: Mit ultraschnellen Computertomographen und immer mehr Kernspintomographen lassen sich selbst winzigste Verkalkungen und Auflagerungen von Bindegewebe und Fett an den Gefäßwänden ohne Belastung für den Patienten orten sowie die Vitalität des Herzens bestimmen und vom Gefahrenpotential her bewerten. Beizeiten eingeleitete Gegenmaßnahmen böten die Chance, die erschütternden Fall- und Opferzahlen drastisch zu senken. High-Tech ist hier ein Gebot der Mitmenschlichkeit. Und gerade hier ist die enge Zusammenarbeit zwischen den Hausärzten und uns Radiologen dringend notwendig.

Ebenso auf dem Feld der Rückenleiden, mit denen ich es tagtäglich zu tun habe: Viele Milliarden Euro geben die Kassen alljährlich aus für ihre Behandlung, ein Mehrfaches kostet die Wirtschaft der mit ihnen verbundene Arbeitsausfall, und schwer wiegt der Verlust an Lebensqualität für die Betroffenen, ihre Angehörigen und ihre Umwelt. Mit dem Einsatz moderner Therapieverfahren, wie ich sie in meinem Institut seit Jahren weiterentwickelt und optimiert habe, ließen sich Milliarden an Kosten und Qualen sparen.

Krankheiten lassen sich selbst bei bester Prävention natürlich nie ganz verhindern. Ist dann die medizinische Erstversorgung geleistet, muss möglichst schnelle und möglichst weitgehende Wiederherstellung der Patienten das vordringliche Ziel sein. Leider sind die Aufwendungen dafür in letzter Zeit zurückgefahren worden, und wieder einmal waren dabei offenbar Milchmädchen am Werk. Ihre Kosten-Nutzen-Analyse dreht sich im Kreis, weil sie die ökonomischen Implikationen nicht berücksichtigt. Zu denen gehören direkte wie die erneute Eingliederung der rehabilitierten Patienten in den Arbeitsprozess und indirekte durch individuelle Wohlfühlgewinne für den Einzelnen und durch kollektive in Form von Stimmungsprofit für unsere Erwerbs- und Wertegemeinschaft.

Die direkten Gewinne umfassender Rehabilitation summieren sich dramatisch durch Faktoren wie Verminderung von Behandlungen in Akutkrankenhäusern, Wegfall von Fehlversorgung, Reduzierung von Krankengeld und Lohnfortzahlung sowie Hinausschieben des Rentenbeginns. Und: Rehabilitation ist immer auch Prävention von Rückfällen und erneuten Erkrankungen. Gut, High-Tech hat ihren Preis, und Prävention und Rehabilitation sind natürlich genauso wenig zum Nulltarif zu haben. Das alles aber rechnet sich allemal besser als das Festhalten an museumsreifen Methoden und überholtem Instrumentarium. Und es rechnet sich menschlich. Technisierung ist hier Humanisierung.

Ich staune immer wieder, wie schwer es Innovationen haben gegen Traditionen und Vorurteile. Das gilt sogar für solche Neuerungen, die eher Wiederentdeckungen und obendrein preiswert sind: Das beschäftigte mich schon im Studium, als es mehrfach zu Streitereien mit meinem Pharmakologieprofessor kam. Dieser

Kollege in Kiel lehnte alle Naturheilverfahren als Humbug ab und empfahl mir, mich mit Wichtigerem als pflanzlichen Wirkstoffen zu befassen. Nun gerade, sagte ich mir, denn ich hatte ja am eigenen Leibe die Segnungen schonender Hausmittel erfahren: Als Kind oft geplagt von Bronchitiden und Mittelohrentzündungen, wusste ich, wie lindernd heiße Efeuextrakte und Senfwickel wirken können, auch wenn ich den beißenden Senfgeruch noch heute in der Nase habe.

Beim Krach mit meinem Professor ging es um Thymol, das – der Name sagt es – im Thymian enthalten ist. Ich hatte als Kind von einer naturheilkundigen Tante Thymol auf Zucker geträufelt verabreicht bekommen, und ich habe es nicht nur wegen der Süßigkeit in bester Erinnerung. Inzwischen kannte ich die bakterizide Potenz des Stoffes. Den Professor konnte ich nicht überzeugen, aber dem gelang es seinerseits ebensowenig, mich von meiner Vorliebe für schonende Medikation abzubringen. Ob Taxol in der Krebsbehandlung oder Salicylsäure in der Schmerzbehandlung – die Schulmedizin kann auf pflanzliche Wirkstoffe ebenso wenig verzichten wie die Heilpraktiker.

Meine ärztlichen Erfahrungen bestärkten und bestärken mich täglich darin, stets eine sich steigernde Behandlung vom Leichten zum Schweren, vom Hausmittel zum Antibiotikum zu wählen. Im Sinne des Sanftheitsgebots ausgedrückt gilt das Prinzip: Soviel wie nötig, so wenig wie möglich. Der routinemäßige Griff nach Kanonen, wenn es womöglich nur gegen Spatzen geht, kostet unnötig viel, nicht nur Geld, sondern letztlich auch Gesundheit – man denke nur an die Gefahren durch resistent gewordene Bakterienstämme, die auf manche Antibiotika nicht mehr ansprechen.

Für mein eigenes Institut habe ich die Konsequenzen daraus gezogen: Zur Behandlung meiner Patienten habe ich ein interdisziplinäres Team aus Ärzten verschiedener Fachrichtungen zusammengestellt: Internisten, Onkologen Orthopäden, Neurochirurgen, Allgemeinmediziner, Kardiologen, Naturheilkundler. Der Patient benötigt die bestmögliche Behandlung, wobei jeder Fall anders liegt und in jedem Fall ein anderes Vorgehen von High-Tech bis Naturheilkunde und immer fächerübergreifendes Prüfen und Reagieren gefordert ist.

Damit ist aber nur ein erster Schritt getan. Der Begriff »Naturheilkunde« beschreibt das Erforderliche für mich noch nicht hinreichend, mir geht es um das Ausschöpfen aller alternativen Heilmethoden, mit einem Schlagwort gesagt: um »ganzheitliche Medizin«. Einzubeziehen sind danach eine Vielzahl von Verfahren und Denkansätzen von der Balneologie über Phytotherapie, Homöopathie, Diätetik, Hydrotherapie bis zu Reflexzonenmassagen. Ich rate außerdem dringend dazu, von den therapeutischen Ansätzen anderer Kulturen zu lernen, also vom Ayurveda der alten Inder ebenso wie von den Erkenntnissen der chinesischen Heilkunde, wobei mich die Möglichkeiten der Akupunktur besonders faszinieren.

Nur der Einsatz aller Optionen, auch der von alternativen oder additiven Methoden, schöpft die Chancen für die Patienten optimal aus. Bis jetzt aber kommen in den umfassenden Genuss der ganzen Palette nur Patienten, die sich auch die Therapien leisten können, die von den Kassen nicht bezahlt werden. Das Groteske daran ist für mich, dass darunter eben auch viele Behandlungen sind, deren Wirksamkeit zweifelsfrei belegt ist und die zudem weitaus billiger sind als manche herkömmlichen Verfahren oder Medikamente. Außerdem belasten alternative Behandlungen die Patienten meist weit weniger und schwächen ihre Abwehrkräfte nicht so, wie es oft chemische Keulen oder große Eingriffe tun. Auf beides kann natürlich nicht verzichtet werden. Sie sind aber keineswegs immer erste Wahl und werden oft sogar wider besseres Wissen eingesetzt, eben weil die Kassen die Kosten tragen.

Einer weiteren Säule mitmenschlicher Medizin wird meiner Meinung nach trotz der neuesten Reformanstrengungen immer noch zu wenig Aufmerksamkeit geschenkt: der »hörenden und sprechenden Medizin«. Die Rolle des Hausarztes muss weiter gestärkt werden. Er kennt wie kein anderer das soziale Umfeld und die persönliche Situation des Patienten, kann am ehesten Trost spenden und Fürsorge übernehmen. Er bekommt dafür aber wenig bis nichts und bleibt darauf angewiesen, dass der »Patientenumschlag« ein gewisses Maß nicht unterschreitet. Kein Wunder, wenn über die um sich greifende »Fünf-Minuten-Medizin« lamentiert wird. Gerade angesichts der Technisierung vieler Leistungen gehört das Vertrauensverhältnis zwischen Arzt und Patient zu einer menschenverträglichen Medizin. Und auch die adäquate Bezahlung z.B. für Hausbesuche. Unakzeptabel ist der Zustand, dass ein Hausarzt nur ca. die Hälfte des Honorars eines Gesellen erhält, der die Waschmaschine repariert.

Der moderne Hausarzt übernimmt im Netz der Behandler eine zentrale Aufgabe als Co-Pilot, der dem Patienten den Weg zu den für ihn geeignetsten Angeboten weist, ihm die Angst vor dem oft als bedrohlich empfundenen Medizinsystem nimmt und auch Hilfe zur Selbsthilfe anbietet. Nach meinem Prinzip des abgestuften Einsatzes entscheidet der Hausarzt, wie weit er selbst helfen kann, wann und welche Spezialisten zurate zu ziehen sind, wo es die besten Möglichkeit zur Rehabilitation gibt und in welchem Stadium er den Genesenden wieder übernehmen kann. Solches Gesundheitsmanagement verlangt allerdings Kenntnisse, wie sie Hausärzte meistens nicht oder doch nach einiger Zeit nicht mehr in ausreichendem Maße haben. Sie können für umfassende Information und Weiterbildung einfach keine Zeit, das heißt keine Mittel aufwenden.

Und für die Früherkennung schon gar nicht. Das aber wäre ganz wesentlich, weil nur der Hausarzt genau weiß, welche Risikofaktoren beim Patienten vorliegen. Das schon genannte Verfahren zum Erkennen sich anbahnender Ablagerungen in den Gefäßen mittels Tomographie verlangt beste Schulung, die er sich nicht leisten kann. Die Herz-Kreislauf-Erkrankungen werden aber so lange weiterhin Legionen von Opfern fordern, so lange sich daran nichts ändert.

Alle Hausarztpraxen sollten daher in Netze von medizinischen Online-Diensten eingebunden werden, die Fernkonsultationen und Fernüberwachung von Patienten (Telemetrie) ebenso ermöglichen wie Ferndiagnosen und auf den aktuellen Fall zugeschnittenes Ad-hoc-Fernlernen. Datenübermittlung in Bruchteilen von Sekunden ist kein Problem, und auch Bilder lassen sich in einer so hohen Auflösung e-mailen, dass praktisch kein Qualitätsverlust eintritt. Den vom Hausarzt erbetenen Rat etwa bei einem Bandscheibenvorfall könnte mein Institut ohne Zeitverlust zur Verfügung stellen, gäbe es die Vernetzung. Wieder einmal Konjunktiv, denn man scheut die Investitionen. Angst jedoch ist überall, in der Medizin aber in besonderer Weise der schlechteste Ratgeber, weil sie zum Kleben an Überholtem verführt und damit teurer ist als die gefürchtete Investition und den Patienten um viele Chancen bringt.

Kurzatmigkeit und bloßes Reparaturdenken sehe ich auch an einer anderen entscheidenden volksgesundheitlichen Front am Werk: bei der Umweltmedizin. Selbst bis zu verbohrtesten Anti-Grünen hat es sich inzwischen herumgesprochen, dass wir eine Wende brauchen beim Umgang mit der Umwelt, mit den Ressourcen der Natur, mit Luft, Wasser, Boden. Wirtschaftliches

Wachstum in der unreflektierten Weise wie bisher und buchstäblich um jeden Preis wird am Ende nur die bittere Erkenntnis bereithalten: »Weiter so« führt in den Abgrund. Die Gespenster, die wir mit ungebremstem Weltverbrauch gerufen haben, werden wir so jedenfalls nicht los.

Das ist allen einigermaßen Informierten längst bewusst und auch bei den politischen Entscheidungsträgern Allgemeingut. Noch immer aber siegen im Zweifelsfall die Ökonomen über die Ökologen und verlängern damit den unausweichlichen Rückweg. Ich fordere daher zunächst für eine Übergangszeit die honorierte umweltmedizinische Schulung der niedergelassenen Ärzte. Sie können einen bezahlten Notdienst als Erstversorger und als Warninstanz im lokalen und regionalen Umfeld übernehmen. In einem nächsten Schritt wären Umweltambulanzen einzurichten mit umfassendem Auftrag von der Aufklärung Betroffener bis zur Forschung, von der Bauüberwachung bis zur Untersuchung von Risikogruppen, von Schadstoffmessungen bis zu chemischen Analysen, von der Dekontamination (Entgiftung) bis hin zur Entsorgung von Gefahrstoffen, von der Sanierung bis zum Recycling, von Erster Hilfe bei Schädigungen bis zur Einleitung von Maßnahmen zur Rehabilitation. Das gehört zu einem ganzheitlichen medizinischen Konzept. Und auch hier erweist sich die Technisierung als Segen und als ein Mittel zu menschenverträglicheren Zuständen.

Das ist für mich die Brücke zur Medizintechnik, in der Deutschland führend ist. Wenn wir sie patientengerecht weiterentwickeln und sie vom Negativimage der »Apparatemedizin« befreien, wird sie viel Gutes stiften können. Ich nenne unser System auch deswegen nicht ohne Stolz »Med. in Germany«. Unser Gesundheits-Know-how nämlich kann zum Modell für meine Vision von »Med. in Europe« werden und damit zum Ge-

genmodell zum US-System. Wir können fachlich sicherlich viel von den amerikanischen Kollegen lernen, doch so effektiv Forschung und Technik in der Neuen Welt auch sein mögen, ihre soziale Flankierung durch das, was ich unter »liebevoller Medizin« verstehe, kann mit hiesigen Standards nicht mithalten.

Die Menschenverträglichkeit steht bei allem obenan. Da aber erhebt sich sogleich die scheinbar simple Frage: Was ist der Mensch? Schon nach kurzer Überlegung wird jedem aufgehen, dass er je nach Kultur, Epoche und Gesellschaft ganz verschiedene Antworten bekommen wird. Und nach weiterem Nachdenken fällt auf, dass wir im 21. Jahrhundert offenbar an einer Weggabelung angekommen sind: Fasziniert schaut das »alte Europa« über den Großen Teich ins Land der unbegrenzten Möglichkeiten und beginnt sich immer dringlicher zu fragen, ob es so besonders erstrebenswert oder nicht eher besonders riskant, weil unmenschlich, sein könnte, wenn wir alle diese Möglichkeiten umsetzen wollten. Ja, die Sorge wächst, dass wir mit manchen neuen Verfahren, Stichworte: Gentechnik und Entschlüsselung des menschlichen Genoms, einen Geist aus der Flasche gelassen haben, der schleunigst dort wieder hinein gehört.

Das ist natürlich leicht gefordert, bisher aber noch nie geglückt. Der Konkurrenzdruck, dem sich auch Forscher nicht zu entziehen vermögen, hat die Hemmschwellen bedenklich herabgesetzt. Hilflose Bemühungen, Schlimmstes zu verhindern etwa durch ein Büro zur Technikfolgen-Abschätzung, wie es beim Deutschen Bundestag eingerichtet worden ist, haben gegen den Machbarkeitswahn nicht den Funken einer Chance. Ich will nur auf Debatten wie die um das Forschen an embryonalen Stammzellen verweisen: Israel, Großbritannien haben es genehmigt. Müssen wir nicht folgen, wenn wir den Anschluss nicht verlieren wollen? So werden die Dämme aufgeweicht gegen eine selbstgemachte Flut, und so wird es uns bei der Sterbehilfe gehen und schließlich beim Klonen von Menschen – wenn wir nicht zu einem verbindlichen Wertekanon finden. Er muss in ständiger Diskussion von Fachleuten aus allen Lebenswissenschaften von Medizin bis Theologie und in der Öffentlichkeit gewonnen, regelmäßig überprüft und auf die zur Entscheidung anstehenden Fragen angewandt werden.

Vor Importen schützt uns das freilich nicht zuverlässig. Gegen sie hilft im Strudel des explodierenden Wissens nur eine ernsthafte Rückbesinnung auf das abendländische Menschenbild. Letztlich, so hoffe ich, wird sich eine »Medizin mit menschlichem Antlitz« durchsetzen, weil sie Bodenhaftung behält und den konkreten Patienten nicht aus dem Auge verliert. Und der ist mehr als eine defekte Maschine. Ersatzteilmedizin, wie sie den Klonern und Genmanipulateuren vorschwebt, ist einem mechanistischen Weltbild verhaftet, das zum Bestehen der Herausforderungen der Zukunft nicht mehr taugt. Klarsichtige Wissenschaftler aller Disziplinen haben längst verstanden, dass das Ganze nicht nur mehr, sondern etwas ganz anderes ist als die Summe seiner Teile. Auf die Medizin gemünzt: Bloße Flickschusterei bleibt jede Behandlung, die den Menschen nur als Organansammlung begreift und ihn nicht zugleich als psychisches, soziales, kulturgeprägtes Wesen versteht, das Anspruch auf umfassende Zuwendung hat.

Wir Ärzte sind Lebensboten. Wir kämpfen nicht gegen den Tod, sondern für das Leben. Für den Menschen im Mittelpunkt: Mensch bleiben eben!

Ärzte und Patienten sind Partner

Plädoyer für eine neue Verantwortungsgemeinschaft

Wir könnten zufrieden sein – Ärzte und Patienten. Der medizinische Fortschritt hat ungeahnte Möglichkeiten eröffnet. Krankheiten, die früher und sogar noch vor wenigen Jahren zu schwerem Leiden geführt hätten, wenn sie nicht gleich tödlich verlaufen wären, haben wir heute im Griff. Leber, Niere, selbst das Herz können wir transplantieren. Fehlsichtigkeiten werden mit Laser korrigiert, Brillen müssen nicht mehr unbedingt getragen werden. Ein Bandscheibenvorfall lässt sich oft mikrotherapeutisch, ohne großflächigen chirurgischen Eingriff beheben. Selbst Kinderlähmung, Tuberkulose und Lepra wurden heilbar. Die Liste der Beispiele für diese segensreiche Entwicklung der Medizin könnte man seitenlang fortsetzen.

Und dennoch, trotz dieser großartigen Aussichten herrscht eine eigentümlich getrübte Stimmung. Niemand von uns hat den Eindruck, in der besten aller möglichen Welten zu leben: weder der Arzt, der helfen kann wie nie zuvor, noch der Patient, dem mit modernster Technik oder neuesten Medikamenten geholfen wird. Unzufriedenheit herrscht überall. Wo dank den Ergebnissen wissenschaftlichen Bemühens alles zum Besten bestellt sein könnte, will es vielen vorkommen, als sei die Medizin selbst ein kranker Mensch. Krisenstimmung macht sich breit. Patienten fühlen sich nicht richtig verstanden und mehr und mehr zum »ökonomischen Faktor« reduziert, Ärzte fühlen sich überfordert und als »Funktionsmediziner am Fließband« missverstanden. Das Gesundheitswesen ist zum Problem geworden – und mit Recht geben wir der Politik daran ein gerüttelt Maß an Schuld.

Doch das kann es nicht allein sein, das ist nicht die ganze Wahrheit. Die Betroffenen müssen sich auch selbst an die Nase fassen. Zu konstatieren ist, dass Ärzte und Patienten einander aus den Augen verloren haben, dass sie nicht so zusammen wirken, wie es erfolgreich praktizierte Heilkunst verlangt. Verführt von den ungeahnten Möglichkeiten expandierender Apparatemedizin, sind wir der Illusion erlegen, dass sich alles schon irgendwie technisch beheben ließe. Manchmal will es fast scheinen, dass wir uns geradezu an diesen Glauben klammern, weil wir uns das andere, das ganzheitliche Verständnis des Menschen und seiner Leiden, nicht mehr zutrauen – nicht aufseiten der Ärzte und nicht aufseiten der Patienten. Der Mensch ist aber keine seelenlose Maschine, kein Motor, den man, wenn er »stottert«, durch den bloßen Austausch der »Komponenten« wieder instandsetzen könnte. Wer sich mit dieser Erwartung in die Behandlung begibt, überfordert die Medizin von vornherein, zumal die globalisierte Industriegesellschaft auch eine Quelle immer neuer Krankheiten ist: unverhoffter Allergien, neuer Infektionskrankheiten wie BSE oder Vogelgrippe, MP3-Player-Hörschäden bzw. Burn-Out-Syndrome, die den Arzt häufig vor neue Rätsel stellen.

Um sie zu lösen, braucht er die Mithilfe des Patienten. Beide müssen bereit und imstande sein, sich auf Augenhöhe zu begegnen. Der »Doktor« ist kein Halbgott in Weiß. Weder darf er sich so gerieren, noch sollte er so betrachtet werden. Natürlich stimmt es, dass die Zeit der Ärzte knapp bemessen ist, zu knapp. Hier sind politische Versäumnisse und falsche Gewichtungen anzuklagen, aber auch abnehmende Empathie für die Mitmenschen – ein gesamtgesellschaftliches Problem. Sieben Minuten, die durchschnittlich zugemessene Behandlungszeit in Praxen, reichen ganz einfach nicht aus, um jemandem die Gefahren und Ursachen des Bluthochdrucks – immerhin eine der am meisten verbreiteten Volkskrankheiten – zu erklären.

Man darf die Eigenverantwortung und ein selbstaufklärerisches Mitwirken des Patienten durchaus einfordern. Die Möglichkeiten dazu sind heute größer denn je. Das Internet zum Beispiel macht hier die vielfältigsten Angebote. Man muss sie nur richtig und kritisch zu nutzen wissen. Deshalb plädiere ich seit langem dafür, das Unterrichtsfach »Gesundheit« an deutschen Schulen einzuführen. Hier sollten wir Ärzte uns intensiv beteiligen. Wer nicht als Objekt behandelt werden möchte – und wer will das schon –, darf sich selbst nicht als ein Objekt behandeln, das er anderen zur Reparatur überlässt. Wer die vorhandenen Möglichkeiten zur Aufklärung nicht nutzt, handelt unvernünftig. Wer als Arzt gegenüber seinem Patienten sprachlos bleibt, sei es aus Zeitgründen oder weil er annimmt, dass der ihn ohnehin nicht verstehen kann, hat die Bedeutung des hippokratischen Eides vielleicht doch noch nicht begriffen.

Nein. Die Medizin ist keine Geheimlehre, über die nur Eingeweihte verfügen dürften, sondern ein Kulturgut, das uns allen gehört, eines der ältesten überhaupt. Schon Paracelsus, der große Arzt der Renaissance, sagte dem Kranken: »Du bist der Arzt. Wir Ärzte sind nur deine Gehilfen.« Daran sollten wir uns beiderseits erinnern, mit Respekt voreinander.

Die Kunst der Lebensführung muss hierbei primär vom Patienten selbst geleistet werden, die Motivation hierzu und die Kunst des Behandelns obliegt dem Arzt. Diese Einsicht würde am Ende sehr viel mehr helfen als die modisch gewordene Mediziner-Schelte, würde freilich auch wieder einiges mehr von den

Ärzten verlangen. Nur es führt aus meiner Sicht kein Weg daran vorbei. Die Heilkunst braucht das gegenseitige Vertrauen, eine belastbare Verantwortungsgemeinschaft. Anders wird es uns nicht gelingen, die faszinierenden Fortschritte der medizinischen Wissenschaft – auch hinsichtlich der Integration von traditionellen Heilweisen – für alle nutzbar zu machen. Die Technik und die Apparate allein werden es nicht richten, schon gar nicht in einem bezahlbaren Rahmen. Die sprechende und zuhörende Medizin gilt es zu rekultivieren. Verständliche Informationen gehören zur Vorsorge und Therapie. Das sind wir uns gegenseitig schuldig.

3 Kindergedichte

Keine Angst vorm Arzt

KIND Oh, es geht mir heut nicht gut!
      Warum, warum bloß?

KIND Schmerzen, Fieber – was ist los?
      Schlappi obendrein!

MUTTER Deshalb musst du heut zum Arzt.
KIND   Wirklich? Muss nicht sein.

MUTTER Doch mein Kind, tut gar nicht weh!
KIND   Oh nee, nee, oh jemine …

KIND Aaaau, verdammt! Mein Schmerz so
      schlimm!
MUTTER Komm schon, nix wie hin!

KIND   Habe Angst, bleib du bei mir.
MUTTER Bin ganz nah bei dir!

DOC   Komm, mein Kind, leg dich mal hin.
KIND Doktor, sag wohin?

DOC	Tut's hier weh, wie geht es dir?
KIND	Nicht gut, deshalb hier.
DOC	· Fiebermessen, E-K-G
KIND	oh je, 'jemine!
DOC	Muss jetzt sein und tut nicht weh …
KIND	… ok, ok … ok??!!
DOC	Messer, Nadel, Schere, Licht …
KIND	… will ich aber nicht!
DOC	… brauch ich selten, aber dann:
	bin gaaanz vorsichtig!!!
KIND (OFF)	Oh ja, wirklich, war gar nicht schlimm …
	Danke Doc, danke! Dankeschön!
	Tschü-üs

2007

Das Flamingo Lied

Stand up … Klapp, Klapp

Willst du ein Flamingo sein
Stell dich ganz schnell auf ein Bein.

In die Knie, in die Knie,
mach es einfach
wie noch nie!

Willst du strahlen wie ein Tiger,
putz die Zähne wie ein Sieger.

In die Knie, in die Knie,
mach es einfach
wie noch nie!

Augen zu und weitermachen,
Flamingos lieben Einbein-Sachen.

Trotzdem kommt jetzt das Gemeine:
Augen auf und still die Beine.

In die Knie, in die Knie,
mach es einfach
wie noch nie!

2009

Marienkäfer-Massage

Ein Marini stürzt in mein Shirt,
ist ganz schön verwirrt.
Massiert mich mit Füßen
… sehr zu begrüßen.
Bekommt einen Schreck,
und schwupp ist er weg.

2011

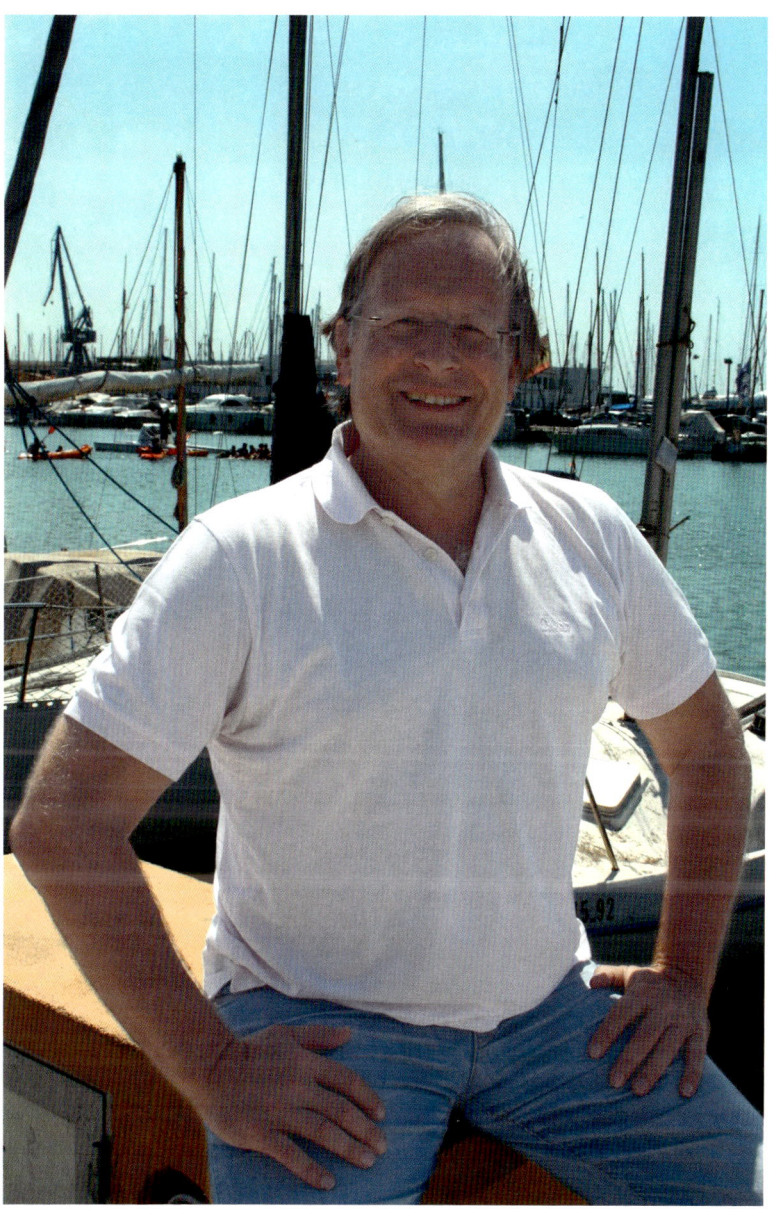

Mallorca 2012

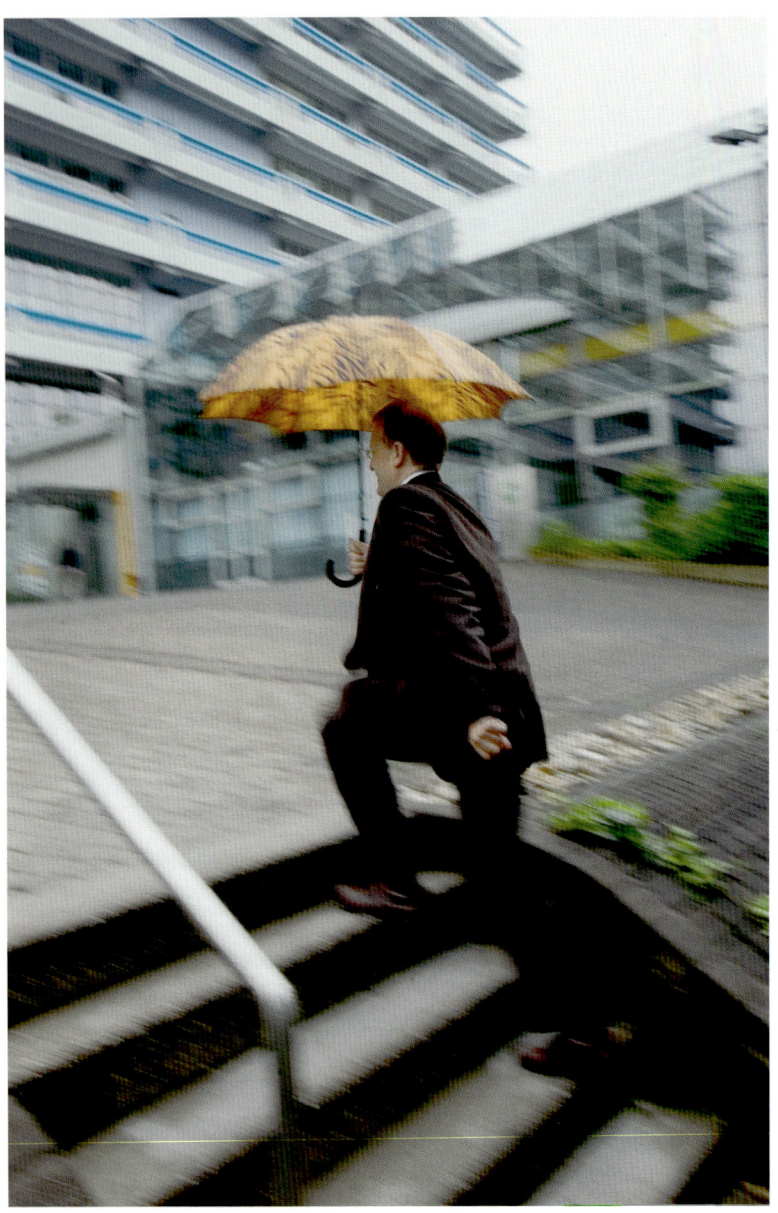

Bochum 2005

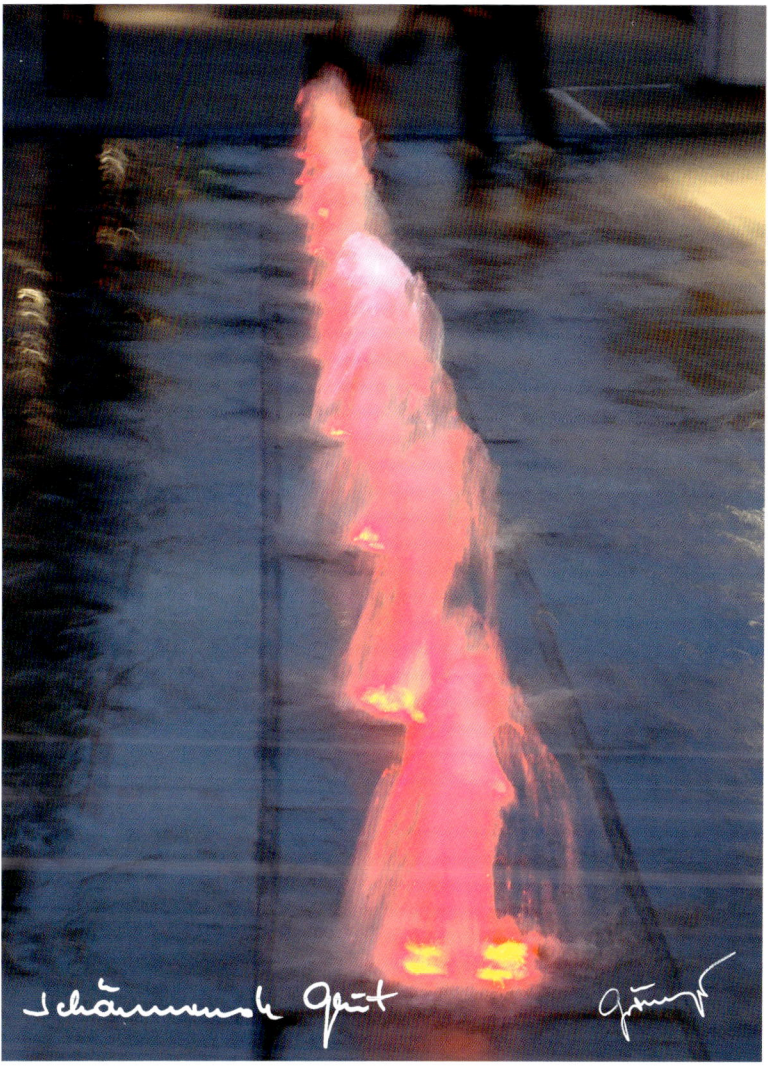

Schönmensch geht

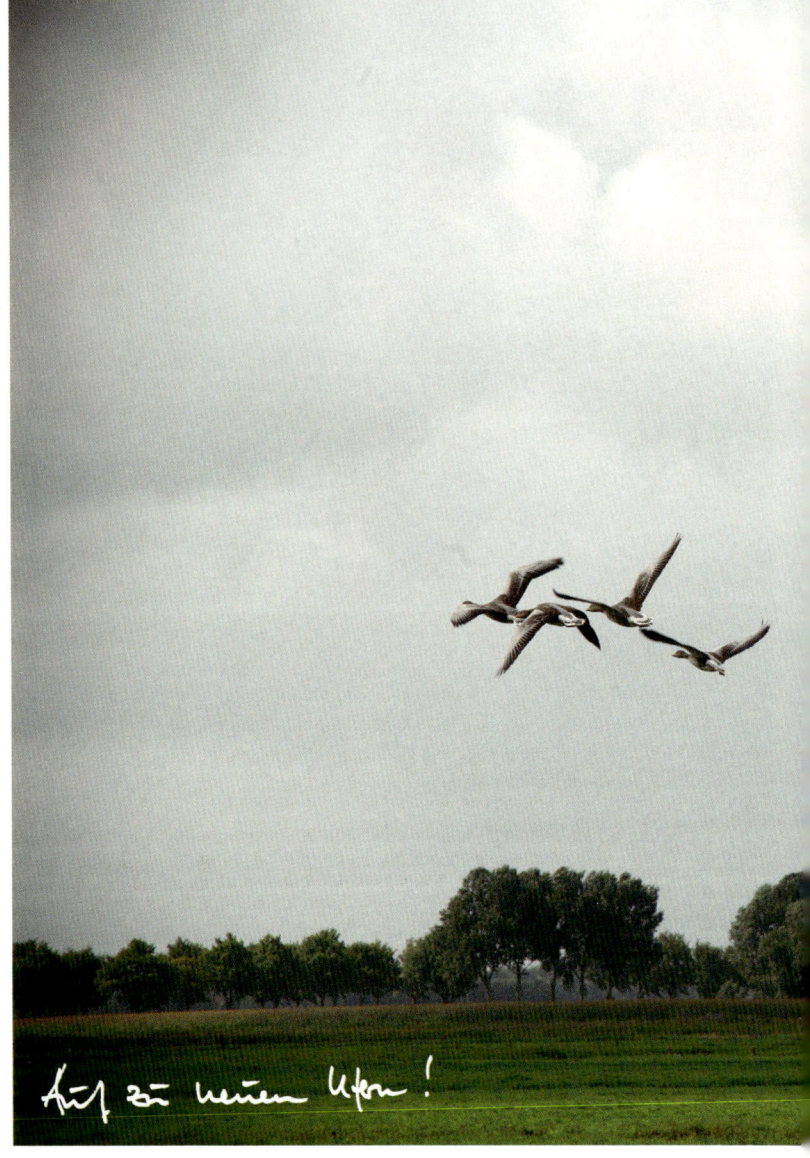

Auf zu neuen Ufern!

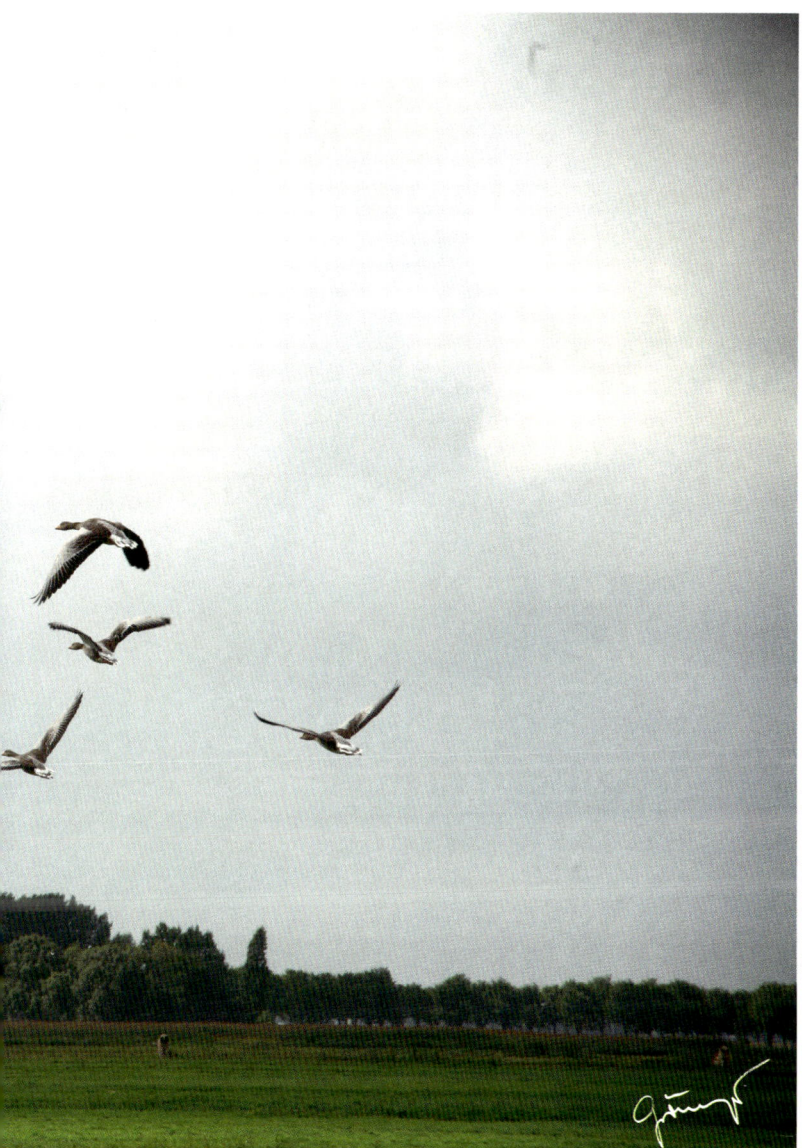

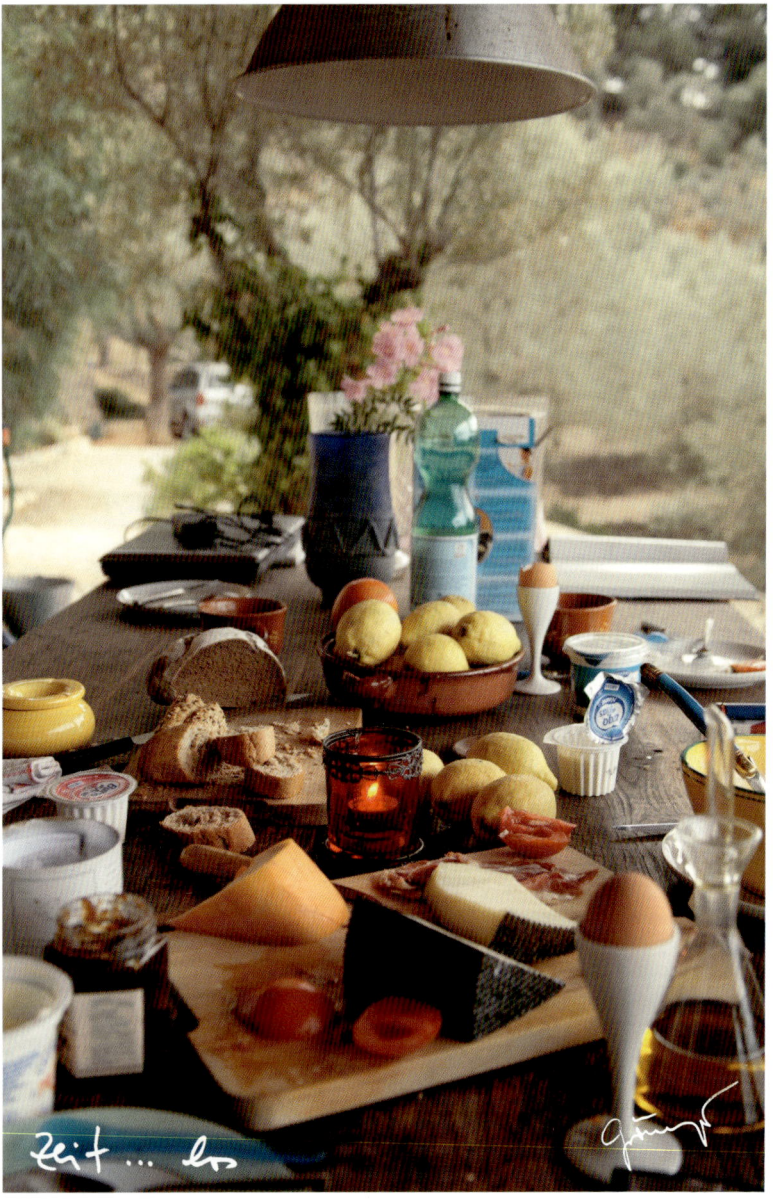

zeit ... los

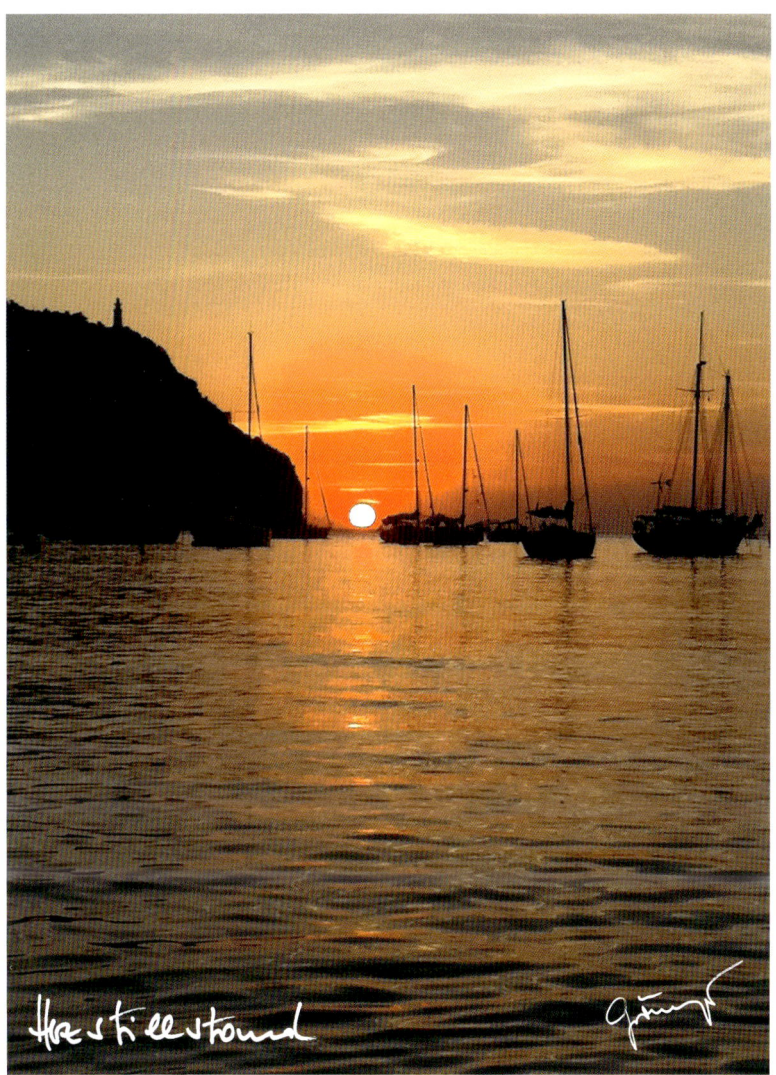

die schüler sollen den unterricht mehr gestalten?

prof. dr. eigen: das erste ist nötig, um genug interesse für die fächer zu er –
wecken. die naturwissenschaften müssen viel weniger historisch
gelehrt werden, vielmehr soll man von den aktuellen, modernen
fragen der naturwissenschaft, aber nicht immerzu von newton
oder galilei reden. auch nicht von den stoßgesetzen am billardtisch, sondern z. b. vom neutronenfang beim reaktor, also von
der frage : wie funktioniert ein reaktor? soll gesprochen werden.
denn die ehemaligen schüler dürfen nicht eines tages feststellen,
dieses sind ja interes ante fragen, aber ich weiß nichts darüber,
weil ich in der schule nichts davon gehört habe.

forum: sie sprachen von der einheit zwischen den einzelnen naturwissen –
schaften. besteht diese einheit nicht auch zwischen geistes– und
naturwissenschaften?

prof. dr. eigen: viel zu wenig. es muß vielmehr so gehandhabt werden, daß z. b.
im latein–und griechischunterricht mehr auf die kulturelle verbindung und bedeutung mit der lebzeit hingewiesen wird, d. h.
z. b. mehr gewicht auf bedeutung der platonischen gedanken in
der modernen physik. generell auch sollen sich die lehrer mehr

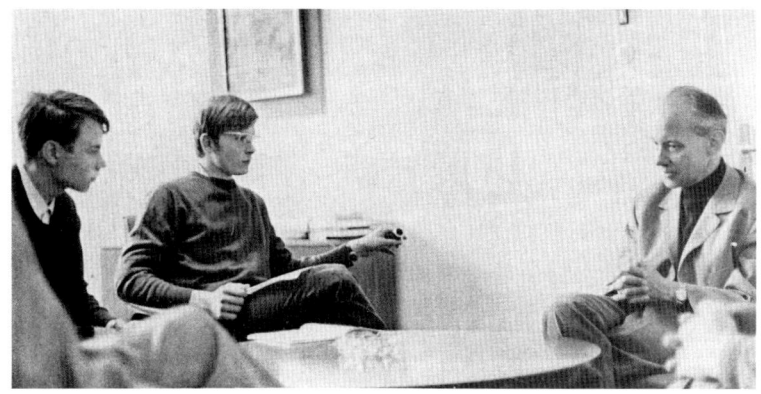

im geschichtsunterricht wie auch im deutschunterricht mit der
naturwissenschaft und ihrer entwicklung befassen. den naturwissenschaften haftet immer noch das odium an, sie widersprächen
dem gedanken der humanität. das ist aber falsch.

forum: welche gefahren drohen der menschheit durch die forschung über
das zentralnervensystem? kann ihnen durch die forschung selbst
entgegengewirkt werden?

– 15 –

*Auszug aus der Schülerzeitung FORUM; von li. n. re.: Wolfgang Müller,
Dietrich Grönemeyer, Prof. Dr. Manfred Eigen*

»Eine einzige Tablette« – Contergan

Zwischen 1957 und 1961 kamen weltweit etwa 12 000 Kinder mit den von Contergan verursachten schrecklichen Fehlbildungen zur Welt, davon rund 5000 in Deutschland. Von ihnen überlebten schätzungsweise 2700. Unglaublich, was dies an Leiden für die Betroffenen, aber auch für die gesamten Familien bedeutete. Auch nach 50 Jahren ist das Thema noch immer aktuell – denn jedes Leben ist einmalig und einzigartig und kann durch falsche Medikamente bzw. Medikation geschädigt oder zerstört werden.

Der Contergan-Skandal ereignete sich in einer Zeit, in der das deutsche Arzneimittelgesetz unzureichend war. Die Verträglichkeit von Medikamenten wurde damals ausschließlich an Tieren getestet. Und aufgrund dieser Versuche galt Contergan als besonders sicher und wurde als Schlafmittel und auch bei Schwangerschaftsbeschwerden wie der morgendlichen Übelkeit bedenkenlos angewendet. Contergan war neben Aspirin das bekannteste rezeptfreie Medikament.

Schlagzeilen wie »Missgeburten durch Tabletten?« von 1961 gibt es mittlerweile so zum Glück nicht mehr. Damals aber kamen Faktoren wie die fehlende Meldepflicht für geschädigte Neugeborene, die Unfähigkeit der Gesellschaft im Umgang mit Behinderten und die Isolation von Eltern, denen es schwer gemacht wurde, über die Behinderung ihrer Kinder auch nur zu sprechen, zusammen. Erst im November 1961 wurde Contergan vom Markt genommen, obwohl bereits 1960 ernst zu nehmende Kritik aufkam.

Das aktuelle deutsche Arzneimittelgesetz, das eine direkte Folge des Contergan-Skandals ist, wurde erst 1976 verabschiedet und inzwischen vierzehnmal novelliert. Die große Zeitspanne bis zur Verabschiedung belegt, wie schwer sich die Gesetzgebung tat.

»Contergan« war und ist ein wirklicher Schock. Aber festzuhalten bleibt die positive Entwicklung seither. Unsere Gesellschaft hat durch den Skandal einen wichtigen Wandel erfahren. Der Umgang mit körperlich und geistig behinderten Menschen hat sich grundlegend geändert. Es ist heute selbstverständlich, dass funktionsbeeinträchtigte Menschen erfolgreich arbeiten und nahezu so leben können wie Nicht-Behinderte. Ich selber habe persönlich bei den Paralympics gesehen, zu welch beeindruckenden Höchstleistungen Sportler fähig sind, die blind sind, im Rollstuhl sitzen oder mit Prothesen laufen.

Das »Deutsche Ärzteblatt« zitiert Sebastian Wirtz, den inzwischen ausgeschiedenen geschäftsführenden Gesellschafter des Contergan-Herstellers Grünenthal, mit den Worten: »Contergan ist und bleibt Teil unserer Firmengeschichte.« Aber Contergan ist noch viel mehr: Es ist und bleibt Teil unserer deutschen Geschichte. Die Auseinandersetzung mit dem Contergan-Skandal war und ist eine gesellschaftliche Auseinandersetzung, die schließlich auch Wichtiges bewegt hat – in der Medizin, in der Pharmaindustrie, der Gesetzgebung und der Gesellschaft. Contergan ist, wie wir heute wissen, ein sehr gutes Mittel bei bestimmten Krebserkrankungen und Lepraformen. Aber gerade deshalb gilt doch in Bezug auf den Contergan-Skandal: Nur wenn Fehler eingestanden und nicht vertuscht werden, können sie auch vergeben werden. Das gilt für uns alle, auch für die Industrie und für uns Ärzte.

Wachsamkeit gegenüber Medikamenten ist immer angebracht und eine globale Herausforderung. Nicht zuletzt zeigt dies der jüngste Skandal in China, wo Kinder mit einem fehlerhaft hergestellten Leukämie-Medikament behandelt wurden. Schlechte Kontrollen und Medikamentenfälschungen sorgen weltweit für schlimmste Schädigungen und großes Leid bei den Betroffenen. Die WHO beziffert den jährlichen Umsatz mit gefälschter Medizin auf 32 Milliarden US Dollar. Auch wenn die Gefahren für deutsche Verbraucher gering sind, gelangen diese Produkte doch immer wieder durch Internethandel oder aufgrund gefälschter Papiere zu uns.

Medikamente werden niemals »ungiftig« noch werden sie »harmlos wie Zuckerplätzchen« sein, wie in der Packungs-Beilage von Contergan zu lesen war.

Freut euch mit den Fröhlichen!

»Freut euch mit den Fröhlichen«, formuliert Paulus in einem seiner Briefe an die Römer, die damals als europäische Großmacht auch noch weitere Gebiete um das Mittelmeer besetzt hielten. Eine Aufforderung, der auch ich in der heutigen Zeit nur zu gerne folgen möchte – nachdenklich und voller Hoffnung. Denn auch das hat uns der Apostel als Ratschlag mit auf den Weg gegeben, wenn er sagt, »seid fröhlich in der Hoffnung«. Zwar ermahnt er uns zugleich, »geduldig in Trübsal« zu sein. Keineswegs aber sollten wir Trübsal blasen, uns dem Schicksal ergeben, schon gar nicht im Gottesdienst. Sehr gut erinnere ich mich noch an die sonntäglichen Kirchenbesuche mit meinen Eltern in der Melanchthon-Kirche in Bochum, daran, wie mir schon als Kind das Herz aufging, wie ich mich glücklich erhoben fühlte, wenn wir gemeinsam sangen, fröhlich verbunden mit den anderen Besuchern des Gottesdienstes. »Geh aus, mein Herz, und suche Freud. In dieser lieben Sommerzeit.«
Ich bin kein studierter Theologe, der mit wissenschaftlich fundierter Exegese aufwarten könnte, sondern ein »Laie«. Nur als solcher kann und will ich über Paulus, über die Hoffnung und die Gnade des Glaubens sowie über das Glück und die Pflichten der Nächstenliebe nachdenken. Was ich zu sagen habe, entspringt den ganz persönlichen Glaubens- und Lebenserfahrungen – und nicht zuletzt der Auseinandersetzung mit meinem ärztlichen Beruf, den ich immer auch als Berufung verstanden habe, als zugewiesene Verantwortung.

Viel zu selten werden wir Ärzte in der modernen Welt mit all ihren technischen Heilverfahren noch dazu angehalten, uns Gedanken über den Zusammenhang von Glauben und Heilkunst zu machen. Wenn ich das sage, will ich keineswegs irgendwelcher »Gesundbeterei« oder gar der Esoterik das Wort reden. Das wäre töricht. Gerade als Radiologe weiß ich, wie viel wir dem technischen Fortschritt in der Medizin zu verdanken haben. Mit ihm ist es uns gelungen, schwere und schwerste Krankheiten zu besiegen, schlimmes Leid zu lindern. Er erlaubt es uns, inzwischen sehr, sehr viele Behandlungen wesentlich weniger belastend durchzuführen als noch vor zwanzig, dreißig oder gar hundert Jahren. Mit meinen Forschungen zur Mikrotherapie konnte ich selbst dazu beitragen, größere chirurgische Operationen durch winzige, mikroinvasive Eingriffe zu ersetzen, hochpräzise, schonend und in den meisten Fällen ambulant. Ebenso wie mir das bewusst ist, weiß ich aber auch, welche Kraft der Meditation, dem Gebet, dem zuversichtlichen Glauben, zu dem uns der Apostel Paulus anhalten will, innewohnen kann, wenn die Möglichkeiten neuester High-Tech-Medizin längst ausgeschöpft sind. Glaube versetzt Berge, heißt es so schön, auch der Glaube daran, wieder gesund zu werden.

Es geht nicht darum, das eine gegen das andere aufzuwiegen. Auch die human genutzte Technik ist gottgefällig, so wie der Glaube, in welcher religiösen Ausprägung auch immer, eine real wirksame Kraft sein kann. Erst die Zusammenführung von beidem, von gewonnenem Wissen und bewahrtem Glauben – bewahrter Zuversicht – befähigt zu dem, was man früher einmal als »Heilkunst« bezeichnet hat. Ein Begriff, der für mich sehr viel menschlicher klingt als das Wort »Medizin«, dieser kühl anmutende Terminus technicus unserer Tage, bei dessen Verwendung wohl kaum noch jemand daran denkt, dass am Anfang aller Heilkunst der Glaube stand, dass das eine mit dem anderen ursächlich verbunden ist. Weil sie Hilfe in der Not, die Heilung ihrer Leiden ersehnten, haben sich die Menschen vor Tausenden von Jahren an die Götter, später an den einen, an diesen oder an jenen Gott gewandt. Wie die Religionen so ist die Medizin einem Urbedürfnis entsprungen und mithin eines der ältesten Kulturgüter der Menschheit überhaupt. In den kultischen Handlungen der Urvölker begegnet uns beides bis heute in engster Verbindung. Und niemand sollte hier noch einwenden, dass es sich bei den religiös zelebrierten Heilritualen der Medizinmänner um Hokuspokus handelt. Zum einen haben wir inzwischen gelernt, selbst viele ihrer erprobten Naturheilmittel und -verfahren anzuwenden. Aus der Eichenrinde z. B. ist das weltweit bekannte Aspirin entwickelt worden. Zum anderen haben sie sich bewahrt, was wir erst wieder gewinnen müssen: die ganzheitliche Betrachtung des Menschen. Das heißt, sie verstehen den Menschen als ein Wesen, dem nur zu helfen ist, wenn man es als ein biologisches System versteht, das geistig, seelisch und emotional wie auch sozial beeinflusst und gesteuert wird. Andernfalls hätten wir es ja mit einem mechanisch funktionierenden Apparat zu tun und brauchten keinen weiteren Gedanken an Gott und die höheren Werte einer humanistisch, also menschlich geprägten Welt verschwenden. Und wer wollte bestreiten, dass wir dieser Gefahr in der materialistisch orientierten Gesellschaft unserer Tage mehr denn je ausgesetzt sind? Schon allein deshalb, um der Gefahr der Entseelung zu entgehen, sollten wir das vom Glauben mitbestimmte Erbe einer jahrtausendealten sehr vielgestaltigen Weltmedizin mit Demut annehmen, ungeachtet all seiner Exotik. Das wäre auch im Sinne des Apostels Paulus, der schon die Christengemeinde im alten Roma davor warnte, sich allein »selbst für klug« zu halten.

Da sie ja selbst, schrieb er ihnen sinngemäß, in ihrem Sosein von Gott akzeptiert, das heißt angenommen worden seien, hätten sie keinen Grund, andere, die ihnen fremd vorkämen, zu verurteilen oder gering zu schätzen. Vielmehr sollten sie der Welt in der Gewissheit ihres Glaubens mit einem fühlenden Herzen und offenen Augen begegnen, mit dem Verzicht auf das Vorurteil Frieden stiften. Niemand sollte sich, wie Luther es nachher verstand, zwischen Gott und den Menschen stellen; jeder sollte durch und in seinem Glauben gerechtfertigt sein, nicht über den anderen richten, sondern Gutes an ihm tun, unabhängig von dessen Glauben. Und ich sage auch unabhängig von seiner Begrifflichkeit. Ob Gott, Allah, Jave oder der große Manitou genannt. Alle Menschen, selbst die Ungläubigen meinen dasselbe, wenn sie die großartige Schöpfung der Natur in sich fühlen. Der sehr viel später von der Aufklärung, namentlich von Lessing propagierte Toleranz-Gedanke war bereits in der Bibel vorgeprägt. »Vergeltet niemandem Böses mit Bösen. Seid auf Gutes bedacht gegenüber jedermann«, heißt es im Römerbrief des Paulus.

Ich weiß, dass das im Laufe der Geschichte nur allzu oft formelhaft von den Kanzeln heruntergebetet und in der Realität missachtet wurde, nicht selten sogar in den Machtbereichen der Kirchen. Dieses historische Wissen hat mich selbst immer wieder zum Zweifel verführt. Am Ende jedoch konnte die berechtigte Skepsis den Glauben an einen Schöpfer nie wirklich in Frage stellen. Was wäre ich denn ohne ihn gewesen, zumal ich mich einem Beruf verschrieben habe, der sinnlos wäre, wenn man nicht davon überzeugt sein könnte, dass dem Menschen, wo er leidet, zu helfen ist. Medizinische Hilfe beinhaltet neben der körperlichen auch eine zutiefst seelsorgerische Behandlung. Diese Überzeugung muss uns tragen, obwohl wir als Ärzte durchaus die Grenzen des sozusagen technisch Machbaren kennen. Wie anders als mit einem – ich sage hier bewusst nicht »dem«, sondern mit einem oder seinem Glauben sollte man die Grenzen überwinden und den Mut fassen, trotz allem weiter zu machen? Der Eid, den wir Ärzte ablegen, verpflichtet uns doch, in jedem Fall zu helfen. Es ist nicht an uns, die Hoffnung fahren zu lassen, nicht als Mensch, nicht als Arzt und nicht als Patient. Auch das kann man sich wiederum von Paulus sagen lassen.

Noch dann, wenn es rein wissenschaftlich oder medizinisch betrachtet aussichtslos erscheinen mag, haben wir unserem Patienten beizustehen, was freilich mehr verlangt als eine hygienisch einwandfreie klinische Versorgung. Wer sich damit begnügt, hat nichts verstanden, weder von der Heilkunst und noch von den Menschen. Unbegreiflich ist mir die Coolness, mit der manche Mediziner – von Ärzten will ich in dem Fall nicht sprechen – ihren Patienten heute etwa erklären, sie hätten nach allen vorliegenden Befunden noch ein oder vielleicht zwei Jahre zu leben, um die Betroffen nachher mit der tödlichen Diagnose sich selbst zu überlassen. Nein, das ist nicht human, noch entspricht es menschlicher Verantwortung; von christlicher Nächstenliebe ganz zu schweigen. Dazu aber, zu der tätigen, nicht der allein duldenden Nächstenliebe ist jeder Mensch verpflichtet. Wer sie als Arzt nicht aufzubringen vermag, läuft Gefahr, sich mit seinem Fachwissen als Herr über das Leben aufzuschwingen. Dazu hat niemand das Recht. Und ich wünschte mir deshalb, die Ärzte würden sich neben dem Hippokratischen Eid manches aus den Römerbriefen des Apostel Paulus ins Stammbuch schreiben, so zum Beispiel den Vers 15 aus dem 12. Kapitel, in dem es heißt: »Freut euch mit den Fröhlichen und weint mit den Weinenden.« Mit anderen Worten, jeder Arzt sollte immer auch ein bisschen Seelsorger sein, seelischen Beistand bieten, wenn er wirklich helfen will.

Indem er die Christen aufforderte, jeden Menschen so anzunehmen, wie sie selbst von Gott angenommen worden sind, und dabei nicht nur klagend zu verharren oder womöglich der Versuchung der Selbstüberhebung zu erliegen, mit dieser stimulierenden Interpretation der Nächstenliebe hat der Apostel Paulus auch einer humanistischen Heilkunst den Weg gewiesen. Wörtlich sagt er: »Seid nicht träge in dem, was ihr tun sollt.« Was für mich bedeutet, dass wir unser Schicksal nicht einfach in die Hände Gottes legen dürfen und dass es nicht auf die passive, sondern auf die aktiv handelnde Andacht ankommt. Nur wenn wir selbst etwas für uns tun, beispielsweise auch als Patienten bereit sind, für das eigene Heil einzustehen, dürfen wir auch mit dem Beistand des Glaubens rechnen. Wer dagegen meint, sich ganz und gar auf die Halbgötter in Weiß verlassen zu können, erliegt dem Aberglauben.

Ob diese praktische Schlussfolgerung auch eine theologisch vertretbare Auslegung der Worte des Paulus ist, vermag ich als Laie nicht zu sagen. Historisch nachprüfbar ist nur, dass es nachher, in den Jahrhunderten, die auf Apostel folgten, zunächst die Kirchen waren, unter deren Dächern die Kranken in unserem christlich abendländischen Kulturkreis Zuflucht und Beistand fanden. Im Umfeld der Klöster entstanden die ersten Heilstätten. Hier verbanden sich die Möglichkeiten der medizinischen mit denen der seelischen Betreuung, auch des Tröstens. Beides gehörte ganz selbstverständlich zusammen. Auch die teils systematische Entwicklung der Kräutermedizin oder des Handauflegens, immer wieder auch als Massagen weiterentwickelt, fand hier ihren Ursprung in vielen Kulturen. Ebenso wahrscheinlich gesprächstherapeutische oder psychosomatische Ansätze, die sich nicht selten aus intimen Gesprächen mit den Priestern ergaben. Und erst in dem Maße, in dem das ärztliche Wissen anwuchs und man die Körper- und Geistesfunktionen immer besser zu verstehen lernte, schien die Bedeutung des Glaubens für die Heilung zu schwinden. Zumal in den letzten hundert Jahren, als die Forschung immer raschere Fortschritte machte bis hin zur Entwicklung unserer modernen Apparate-Medizin, begann sich die einstige Heilkunst in eine zunehmend naturwissenschaftlich dominierte Disziplin zu verwandeln. Je mehr wir heilen konnten, desto mehr meinten wir, alles technisch im Griff zu haben. Und dennoch, obwohl man diese Fortschritte gar nicht hoch genug einschätzen kann, müssen wir aufpassen, dabei nicht den Menschen als solchen aus dem Auge zu verlieren. Denn am Ende ist er eben doch keine Maschine, die man einfach durchreparieren kann.

Man muss ein Herz nicht nur transplantieren können, man muss es auch verstehen wollen, wenn man ihm helfen möchte, wieder lebensfroh zu schlagen. Die Kraft dafür habe ich ganz persönlich – als Kranker wie als Arzt, Vater, Großvater oder Freund – immer wieder aus dem Glauben geschöpft. Der Zuversicht, in großer Liebe getragen zu werden in dieser und in kommenden Welten, verdanke ich die Hoffnung und die Gewissheit, angenommen zu sein und tagtäglich handeln zu können, so wie es der Apostel Paulus den römischen Christen vor nun bald 2000 Jahren schrieb. Wie für unsere Tage formuliert erscheint mir, was ich zum Schluss noch einmal zitieren möchte:

»Freut euch mit den Fröhlichen und weint mit den Weinenden.« Deshalb erhebt eure Stimme, folgt eurem Herzen, stiftet Frieden und handelt. Jetzt! Es gibt nur diese *eine* Welt. Und sie gehört allen. *One World now!*

Die dunkle Seite der
Spitzentechnologie

Jeder Wissenschaftler, jeder Ingenieur kennt das Glücksgefühl, das einen überwältigt, wenn es gelungen ist, etwas Neues zu entdecken, eine bislang unbekannte Gesetzmäßigkeit, einen neuen Rohstoff, ein Verfahren, eine Methode, irgendetwas, von dem wir glauben, dass es unser Leben verbessert. Immer weiter hat uns diese Begeisterungsfähigkeit der Forscher vorangebracht. Ohne sie gäbe es keine Herzschrittmacher und keine Satelliten; überhaupt wäre es sehr viel schlechter um unser Leben bestellt. Mögen die Fortschrittsskeptiker sagen, was sie wollen, ohne die Lust an der Entdeckung, ohne diesen Drang nach Neuem säßen wir heute noch am Lagerfeuer. Und dennoch, obwohl wir beispielsweise der Entdeckung des Erdöls so unendlich viel zu verdanken haben, beinahe unseren ganzen alltäglichen Luxus, von der großzügigen Energieversorgung bis zur modernen Kleidung, merken wir, dass es so nicht weitergehen kann. Bedrohlich drängt sich die Frage auf, ob wir uns womöglich zu sehr von unserer Entdeckerlust haben hinreißen lassen, als wir das Vertraute und Beherrschbare immer wieder durch Neues ersetzten, von dem wir annahmen, dass es sich dann auch schon irgendwie werde beherrschen lassen: Holz und Kohle durch Erdöl und Erdgas und diese dann wiederum durch die Atomenergie. Keine Frage, die Warnsignale strahlen deutlicher denn je, im wahrsten Sinne des Wortes.

Müssen wir uns also selbst an die Kette legen und unseren Forscherehrgeiz ein für allemal bezähmen? An Romantikern, die sich das vorstellen könnten, fehlt es nicht. Wer ihnen folgen wollte, würde aber vom Regen in die Traufe geraten. Denn erstens lässt sich das menschliche Wesen nicht einfach ideologisch umgestalten. Der Erkenntnisdrang ist uns eingeboren. Wer ihn unterdrücken wollte, erzeugte einen Überdruck, von dem zu befürchten wäre, dass er sich in politischen Experimenten entlädt, die unsere Freiheit bedrohen würden. An Beispielen dafür fehlt es in der Geschichte nicht. Und zweitens würden wir uns damit nur noch mehr in Gefahr bringen. Sind wir doch gerade jetzt, angesichts der sich häufenden Katastrophen, darauf angewiesen, das Potential des menschlichen Wissens und Erkenntniswillens nach Kräften auszuschöpfen.

Nicht der Fortschritt an sich wird, wie kurzschlüssig angenommen, durch Ereignisse wie die Explosion der Bohrinsel Deepwater Horizon, die Chemiekatastrophe von Bopal oder den Reaktorunfall in Japan in Frage gestellt, sondern die einseitige Ausrichtung unserer Entwicklungsanstrengungen. Ich meine jene Blauäugigkeit, mit der wir wieder und wieder davon ausgehen wollen, dass das Neue, kaum dass wir es erfolgreich ausprobiert haben, schon irgendwie gutgehen wird. Mit großem Eifer arbeiten wir an der Effizienz aller möglichen Verfahren. An die Möglichkeit von Störfällen denken wir lieber nicht, davon wollen wir uns nicht die Freude über den Fortschritt verderben lassen. Die nötigen Sicherheitskonzepte werden immer erst in der Not, kaum jemals vorausschauend entwickelt und dann wie in Tschernobyl auch nicht langfristig. Die Forscher fühlen sich nicht für den wirtschaftlichen Erfolg oder Misserfolg ihrer Arbeit zuständig, die Unternehmer nicht für die technischen Fehler.

An diesem Punkt vor allem müssen wir nach den jüngsten Erfahrungen – es werden nicht die letzten sein – von Grund auf umdenken. Können wir doch ganz einfach nicht mehr davon ausgehen, dass sich der Krisenfall, sollte er entgegen allen Vermutungen und statistischen Berechnungen eintreten, schon irgendwie wird schaukeln lassen und dass ein paar verwegene Burschen das Ganze wieder in den Griff bekommen. Die Zeiten eines Red Adair, des legendären Feuerwehrmanns der Ölindustrie, sind endgültig vorbei. Die Sicherheit, die wir heute brauchen, ist eine Frage der Hochtechnologie. Ihre Entwicklung sollte sozusagen immanenter Teil der Grundlagenforschung sein, und zwar in einem internationalen Verbund der Wissenschaft und Ingenieurskunst. Denn infolge des weltweit steigenden Energiebedarfs sind mittlerweile Anlagen entstanden – egal ob groß oder klein –, die Schäden anrichten, von denen man noch gar nicht absehen kann, in welchem Ausmaß sie die ganze Welt in Mitleidenschaft ziehen werden.

Einzufordern ist deshalb, soweit es um die Energiewirtschaft geht, ein Menschen- und Umweltverträglichkeits-Kodex, an den sich Betreiber, Geldgeber, Entwickler und Wissenschaftler zu halten haben. Auch als Arzt bin ich schließlich verpflichtet, mich an den Hippokratischen Eid zu halten. Organisationen wie die Weltgesundheitsbehörde WHO oder die UNO sind hier aufgerufen, neue Maßstäbe und Kontrollmechanismen zu entwickeln, internationale Expertengruppen zusammenzustellen. Schon heute könnten die Atommeiler in Tschernobyl und Fukushima in sicheren Sarkophagen eingeschlossen sein, wenn die nötigen Havarie-Konzepte rechtzeitig entwickelt worden wären. Auch brauchen wir endlich Forschungszentren, die sich intensiver mit der Beschleunigung von Zerfallsprozessen, der Transmutation, also dem Rückgängigmachen von Radioaktivität befassen.

Die Zeit drängt, es ist bereits kurz nach zwölf, zumal die Gefahr steigt, dass sich, wie in Japan geschehen, die technischen und andere von Menschen provozierte Katastrophen mit den Naturkatastrophen potenzieren. Die Entwicklung eines weltweit vorausschauenden Krisenmanagements duldet keinen Aufschub. Das Nutzen unserer Schwarmintelligenz ist gefordert. In Abstimmung mit der Wirtschaft muss die Politik endlich entsprechende Vorsorge treffen, die nötigen Aktivitäten sofort anzustoßen. An der Neugier und an der Begeisterungsfähigkeit der Wissenschaftler, an ihrer Bereitschaft, dem Fortschritt ein ganz neues Ansehen zu geben, wird es nicht fehlen.

Robinson Crusoe

Meinen Brüdern und mir wurde von unseren Tanten, Großmüttern und natürlich von unserer Mutter viel vorgelesen. Ich liebte vor allem Abenteuergeschichten wie Lederstrumpf und Enid Blytons »Geheimnis«-Bücher oder die Bücher von Karl May. Als Schüler habe ich sie wieder und wieder selbst gelesen. Den bleibendsten Eindruck hat bei mir der Roman »Das Leben und die seltsamen Abenteuer des Robinson Crusoe« von Daniel Defoe hinterlassen.

Gegen den Willen seiner Eltern (sein Vater ist Kaufmann in York) fährt Robinson zur See, besteht Abenteuer und wird nach einem Schiffbruch als einziger Überlebender auf eine einsame Insel verschlagen. Dort schafft er sich eine eigene Zivilisation.

Daran fühlte ich mich erinnert, als ich ganz auf mich allein gestellt vor mehr als 20 Jahren die ersten Schritte in der Mikrotherapie ging. Aus dem Nichts eine Struktur formen, nicht unglücklich sein, wenn niemand da ist, der helfen kann. Darin war und ist mir der Held meiner Kindheit ein Vorbild.

Dass weniger mehr ist, habe ich mit dem schiffbrüchigen Seemann entdeckt. Erst der erzwungene Verzicht ermöglicht ihm den Blick auf das Wesentliche. Mit Beharrlichkeit schafft sich Robinson Crusoe ein neues Zuhause und richtet sich dort ein. Aber gleichzeitig baut er ein Boot, um in eine andere Welt zu gelangen. Trotz seiner Einsamkeit entwickelt er mit Gottvertrauen Lebensfreude und Lebensmut. Er steht zu sich und geht unbeirrt seinen Weg. Er stellt das Boot fertig. Er rettet einen »Wilden«, den er Freitag nennt. Er macht ihn zu seinem Gefährten. Auch die humanistische Botschaft des Romans hat mich beeindruckt. Die tiefe Liebe zur Natur, zum Leben, zu allen Kreaturen. Der Respekt vor den Fremden, den »Andersfarbigen« und der Wille zum friedlichen Miteinander, zur gemeinsamen Weiterentwicklung. All das ist heute so aktuell wie vor fast 300 Jahren, als das Buch geschrieben wurde.

Nicht nur das Buch selbst habe ich in lebendiger Erinnerung, sondern auch das Vorlesen, meistens abends vor dem Einschlafen. Diese Stunden gehören für mich zu den schönsten meiner Kindheit und Jugend. Man lernt etwas, lässt sein Denken anregen und seine Phantasie, nach wie vor viel schöner als fernsehen. Als Kinder haben wir nach dem Vorlesen gern geredet und das Vorgelesene vertieft. Mal überwog die Spannung, mal die Heiterkeit, immer war es ein schönes Erlebnis der Gemeinsamkeit.

Später, als Vater kleiner Kinder, konnte ich das Gefühl noch einmal genießen. Vorlesen macht genau so viel Spaß, wie sich etwas vorlesen zu lassen.

E(R)volution

Wo versteckt **ER** sich nur?

Zwischen
Sonne, Mond und Sternen?

Fragen über Fragen …

Doch Stille.

Seit Anbeginn.

ER
zeigt sich
nicht.

Hat **ER**
sich
vom Acker gemacht?

Oder hinter der Sonne
verborgen?

Zwischen den Sternen?

Ganz schön
lange schon!

Doch
der Himmel
hält dicht.

Und wir Menschen glauben!

An Gott, an Allah,
Jahwe oder die Natur,
wie auch immer
ER
genannt?

Er
gibt sich
nicht zu erkennen!

Noch ist es möglich,
einem Stern zu begegnen,

auch einer Pflanze, einem Tier.

Wie lange noch?

Sehr bald schon
könnten wir Menschen
SEIN himmlisches Werk

zunichte
gemacht haben.

Zumindest
auf Erden …

Doch seit Urbeginn
glaubst Du

der sich versteckt hält

wahrscheinlich
mit unendlicher
Liebeskraft

an uns
und alle
Lebewesen

und

die
Intelligenz
der **E(R)v**olution.
Nur Mut!

2012

Freude meines Herzens

Eine kleine Wortgeschichte

Die meisten der Wörter, die wir tagtäglich gebrauchen, sind uns während der Kindheit irgendwie zugeflogen. Wir haben sie gelegentlich aufgeschnappt, man hat sie uns vorgesagt, wir haben sie nachgesprochen, in Reimen oder Liedern nachgeahmt, vielleicht ein bisschen mit der Aussprache gerungen und dann ganz selbstverständlich über den neuen Wissensschatz verfügt. Später können wir uns daran nicht mehr erinnern, jedenfalls in aller Regel, zu der ja immer auch die Ausnahme gehört. Kann es sich doch mit einigen wenigen Worten auch ganz anders verhalten, mit Worten zumeist, die uns geradezu ans Herz gewachsen sind, weil sich die Entdeckung ihres Klanges und ihrer Bedeutung mit etwas verbindet, das unsere Erinnerung bewahren will, mit einer besonderen Geschichte, einem Gefühl, einem sinnlichen Eindruck. Für mich ist es das kleine Wort »Freude«, das sich so heraushebt aus meinem Wortschatz. Bis heute erinnere ich mich daran, wie ich als Kind von ihm angerührt wurde, beim sonntäglichen Gottesdienst, als ich zum ersten Mal Paul Gerhardts Lied »Geh aus, mein Herz, und suche Freud« gehört habe. Vielleicht hatte ich das Wort ja schon vorher gekannt, hier aber, in dem Lied, das vom Glück des Sommers erzählte, das »Narzissen und die Tulipan« besang, hat es mich plötzlich mit seiner ganzen Bedeutung ergriffen. Es war, als würde mein Herz gestreichelt. Später, als junger Arzt, fragte ich mich dann manchmal, ob das

nicht alles sentimentaler Kram ist, ob denn das Herz, anato-
misch betrachtet nicht mehr als ein Muskel, überhaupt
so fühlen kann. Heute, wiederum Jahrzehnte später, wissen wir
aus den Forschungen der Psychokardiologie, dass unser Herz
tatsächlich fühlen, dass es vor Kummer verkrampfen und vor
Freude springen kann. Aber hab ich das nicht schon immer ge-
wusst und gefühlt dank meiner kleinen, ganz persönlichen Wortgeschichte?

Bürger des Ruhrgebietes 2000

Eine Dankesrede

Es ist ein sehr schönes Gefühl, »Bürger des Ruhrgebietes« zu sein.

Ich bin in Bochum aufgewachsen, hier zur Schule gegangen, habe in Bochum angefangen zu studieren, habe dann für das Medizinstudium einen »Abstecher« nach Kiel gemacht – und bin nach einigen Jahren mit Begeisterung wieder zurückgekommen. Und so sehr mich mittlerweile viele Verpflichtungen, Kontakte und Reisen ins Ausland führen, komme ich doch immer wieder sehr gern zurück ins Ruhrgebiet. Ich liebe die Menschen im Revier, die tolle Mentalität und das Gemeinschaftsgefühl hier. Insofern trifft die Beschreibung »mit Leib und Seele Ruhrgebietler« schon auf mich zu.

Gesundheit, Medizin, Medizin-Technik, Wissenschaft, Umwelt, Kultur, Zukunft: Dies sind Themenfelder, die mir einzeln und auch in ihrem wechselseitigen Bezug seit langem am Herzen liegen – als Arzt, als Wissenschaftler, als Unternehmer und als gesundheitspolitisch engagiertem Bürger. Dazu einige meiner grundsätzlichen Überlegungen.

Vor einiger Zeit habe ich mich mit einem Buch »Med. in Deutschland – Standort mit Zukunft« in die Gesundheitsreformdebatte eingemischt. Ich wollte damit einen Impuls geben, dass sich die Gesamtdiskussion nicht auf Kostenaspekte, ökonomische oder funktionale Fragen reduziert, sondern wieder die

Inhalte im Mittelpunkt stehen. Genau diese Reduktion auf die Kosten findet ja leider allerorten statt. Dabei hat das ganze Reformdebakel gezeigt: Erst wenn uns die Inhalte einer künftigen Medizin wirklich klar sind – und hier vorzüglich mit Blick auf die großen Volkskrankheiten (Rücken, Gelenke, Herz/Kreislauf, Krebs, Rheuma, Diabetes, Allergien sowie Depression und Kopfschmerz) –, können wir über adäquate Maßnahmen und Kosten zur Gestaltung dieser Medizin der Zukunft und damit die konkreten politischen und gesundheitspolitischen Maßnahmen sprechen. Ansonsten kommt es zwangsläufig zu Verschlimmbesserungen – als Beispiel sei nur an das Hin und Her um den Stellenwert von Vorsorge und Rehabilitation oder die Ausgaben für Arzneimittel erinnert.

Natürlich ist Gesundheit, ist Medizin teuer und produziert enorme Kosten. Aber gleichzeitig bedeutet Medizin auch das Vorhandensein von enormem Know-how und Potential. Im Gesundheitswesen in der Bundesrepublik Deutschland sind derzeit, inklusive der Pharmazie und Medizintechnik – denn zur modernen Medizin gehört die Medizintechnik wie die zweite Seite einer Medaille – etwa 4,2 Millionen Menschen beschäftigt. Wenn man medizinnahe Bereiche wie Gesundheits- und Wellnesstourismus, aber auch neue technische Bereiche hinzunimmt wie beispielsweise die Fraunhofer Institute, die zunehmend mehr Medizintechnik entwickeln, und andere technische Koooperationspartner, wie etwa die Mikrosysteminitiative, kommt man auf deutlich mehr als 4,2 Millionen Beschäftigte.

Dieser Aspekt wird leider zu wenig wahrgenommen. Und deshalb ist es zwar verständlich, aber um so bedauerlicher, dass ein Bereich, in dem etwa 12 Prozent der Berufstätigen in mehr als 800 verschiedenen Berufen beschäftigt sind, nur schemenhaft im Kontext der Gesundheitsreformdiskussion wahrgenommen wird. Und weil die ganze Gesundheitsdiskussion sich zu einer eindimensionalen Negativdiskussion um Kosteneinspar-Argumente entwickelt hat, werden in der Öffentlichkeit nur die Defizite, nicht aber die Kompetenzen und Potentiale gesehen. Genau dies sollten wir ändern.

Selbstverständlich sind sinnvolle Kosteneinsparpotentiale auszuloten und zu realisieren. Dies ist bisher nicht ausreichend konsequent geschehen. Und das ist – dies sei nur am Rande erwähnt – auch eine Folge des Know-how-Defizits der Entscheider in der Gesundheitspolitik. Denn in der Medizin gibt es einen rasanten Wissenszuwachs: Das medizinische Wissen verdoppelt sich alle fünf Jahre. Für Ärzte gibt es eine Pflicht der Weiterbildung. Aber bisher gilt das nicht für die Entscheider im Gesundheitsbereich, so dass sich hier in vielen Fällen ein Know-how-Defizit auftut, das sich im Laufe der Zeit vergrößert. Auch dieser Umstand ist in der Diskussion mit zu berücksichtigen, denn leider werden immer noch veraltete Methoden von der Politik und den Krankenkassen propagiert und anstelle moderner und effektiver, schonender und gleichzeitig kostengünstigerer Verfahren eingesetzt.

Daher meine Forderungen:

- Stop der Kostendiskussion, zunächst Konzentration und Klärung der Inhalte,
- Bildung Runder Tische »Med. in Germany« unter
- Einbeziehung der Patientinnen und Patienten,
- Weiterbildungspflicht für Entscheider unter Anleitung der Ärztekammern,
- Weiterbildungssystem für Ärzte (Punktesystem wie in den USA),
- Zielperspektive: 25 % der Beschäftigten im Gesundheitswesen

An dieser Stelle auch ein Wort zur Innovationskraft deutscher Forschung und Entwicklung: Stichworte Herzkatheter, Ballondilatation, Endoskopie oder Mikrotherapie. Bei all diesen Entwicklungen »made in Germany« wurden die Ergebnisse der Forschung – die Forscher selbst wurden häufig genug nicht ernst genommen oder gar lächerlich gemacht – später in den USA oder Japan vermarktet. Markantestes Beispiel aus der Vergangenheit: der Nobelpreisträger Werner Forßmann, der Erfinder des Herzkatheters, der sich mit diesem innovativen Projekt habilitieren wollte, dabei aber nur zu hören bekam: »Man schiebt sich keine Fahrradspeichen ins Herz« und »Mit einem derart lächerlichen Kunststück habilitiert man sich vielleicht in einem Zirkus, aber nicht in einer ordentlichen deutschen Klinik«.

Übrigens ging vor kurzem die letzte europäische Firma, die Ballonkatheter herstellte, in amerikanische Hände über. Aber dies wurde hierzulande leider kaum registriert, obwohl der Kathetermarkt viele Milliarden Dollar Umsatz ausmacht. Mittlerweile sind 43 Prozent aller medizintechnischen Firmen in Europa in amerikanischer Hand, und Spezialisten aus unserem Land werden kontinuierlich abgeworben, insbesondere nach USA. Das hier vorhandene Know-how wird international also durchaus beachtet und anerkannt – leider aber bei uns selbst zu wenig wahrgenommen, geschweige denn gezielt gefördert. Was nach wie vor fehlt, ist das langfristige, kontinuierliche Engagement von Politik und Industrie, das hier vorhandene Potential in marktfähige Produkte umzusetzen und kleine und mittlere Unternehmen dabei schnell und gezielt zu unterstützen. Damit gehen Arbeitsplätze, Investitionen, Hochschulförderung, aber auch Steuereinnahmen und Gewinne verloren. Trauriges Beispiel ist die Endoskopie, eine deutsche Erfindung, die heute zu 80 % von einer einzigen japanischen Firma dominiert wird (ein 4–5 Milliarden US-$-Markt jährlich).

Genauso kurzsichtig und katastrophal sind das Kaputtsparen von Krankenhäusern und das Entlassen von Personal aus Pflegebereichen: Vielmehr sollten wir die vorhandenen Kompetenzen erhalten, die Menschen auf neue Aufgaben vorbereiten, weiterbilden und gegebenenfalls umschulen, sei es für die Kranken-, aber auch Kinder- und Altenpflege, sei es für den explosionsartig anwachsenden Fitness- und Wellnessbereich. Noch längst nicht ausgelotet sind die Möglichkeiten, die sich im Rahmen eines europäischen und internationalen Gesundheitstourismus auch bzw. vor allem für Krankenhäuser bieten, von denen aber auch andere Wirtschaftszweige wie die Hotel- und Tourismusbranche profitieren werden. Daher hier die Forderung: Sofortiger Stopp von Arbeitsplatzvernichtung in Krankenhäusern oder Arztpraxen und Umwandlung zu einem modernen Gesundheitsnetzwerk für uns selbst sowie internationale Gäste und Patienten.

Der Standort Deutschland verfügt über unglaubliche Kompetenzen und Potentiale. Dies gilt auch für den Bereich Gesundheit und Medizin. Und – allen Unkenrufen zum Trotz – dieser Bereich wird, inklusive dem explosionsartig anwachsenden Fitness- und Wellnessbereich, die Boombranche der Zukunft sein.

Was könnte dies für Nordrhein-Westfalen, insbesondere aber für das Ruhrgebiet bedeuten?

Als echter Ruhrgebietler darf ich mich einmal im eigenen Dialekt ausdrücken: »Mutter, hol mich vom Pütt, ich kann das Schwatte (Schwarze) nicht mehr sehen!«

Die Umstrukturierung des »schwarzen« Landes Nordrhein-Westfalen, von Kohle und Stahl hin zu den »weißen Industrien«, zu modernen Branchen und Wirtschaftszweigen, war notwendig und ist glücklicherweise erfolgreich. Gleichwohl ist dieser Prozess noch längst nicht abgeschlossen und macht auch in Zukunft weitere Anstrengungen erforderlich.

Es sei mir in diesem Zusammenhang ein kleiner familiärer Exkurs gestattet: Auch in meiner Familie lässt sich diese Umstrukturierung nachverfolgen: Bei meinem Vater als Bergbauingenieur gab es noch die großen Tunnel im Bergbau. Ich selbst bin zwar auch dem Tunnel treu geblieben, habe ihn aber miniaturisiert zum Mikrotunnel in der Mikrotherapie. Also: aus Schwarz mach Weiß, aus Riesen-Fräsen, -Bohrern oder -Stützen mach Mini- und Mikrosysteme: das halte ich für den richtigen Weg, und hier passiert ja schon sehr viel. Nicht zuletzt befindet sich der weltweit erste Lehrstuhl für Mikrotherapie, auf den ich vor einigen Jahren berufen wurde, hier im Ruhrgebiet.

Know-how, Kompetenzen, Potentiale sind also im Ruhrgebiet, in Nordrhein-Westfalen vorhanden, in vielen Bereichen. Aber gerade im Interesse der Schaffung neuer, zukunftssicherer Arbeitsplätze geht es darum, nach noch mehr Integrations- und Synergiemöglichkeiten zu suchen, diese zu realisieren und strategisch auszubauen. Dies gilt für die medizinischen und wissenschaftlichen Forschungseinrichtungen und Universitäten ebenso wie für Krankenhäuser, Mediziner, Therapeuten, aber auch Technik- und Handwerksunternehmen. Letzere sind ja traditionsgemäß sehr stark im Ruhrgebiet, und es gibt in innovativen Bereichen auch die Möglichkeit, die Jugend nicht nur für handwerkliche Tätigkeiten zu interessieren, sondern zu begeistern – der Computer ist schließlich nur *ein* Teil der zukünftigen gesellschaftlichen Entwicklung. Wir sollten verhindern, dass die vielen Handwerksdisziplinen mit dem teilweise über Traditionen hinweg vermittelten, aber häufig nicht schriftlich fixierten Wissen in der heutigen Informations- und Computergesellschaft einfach verschwinden. Denn: das Wissen von gestern kann das Know-how von morgen sein – bei entsprechender innovativer Umwandlung und Anpassung an neue Themenfelder.

Lassen Sie mich einige Beispiele nennen, wo sich in der Gesundheitsbranche für das Handwerk viele Tätigkeitsfelder auftun:

- Feinmechanik für den Mikroinstrumentenbau (Beispiel Tübingen: hier lebt eine ganze Region vom Instrumentenbau),
- Metallverarbeitung, beispielsweise für den Großgerätebau wie Kernspintomographen und Abschirmungskabinen,
- Klimatechnik für zukünftige OP-Ausstattungen,
- Verkabelung, Elektrik auch für Behandlungseinheiten und Krankenhausausstattungen inklusive Kommunikationstechnik,
- Kleinmotorik, Hydraulik und Antriebsmotoren für OP-Tische und Bildsysteme,
- medizinischer Möbelbau und Equipment,
- Rehabilitations-Technik: In diesem Bereich fehlt ja nach wie vor ganz viel an Unterstützungssystemen für Behinderte oder Patientinnen und Patienten mit zeitweiser Behinderung, z. B. Patienten mit Bandscheiben- und Gelenksleiden,
- Orthopädiemechanik,
- Hörgeräteakustik und Weiterentwicklung zu sensorischen Prothesen für andere Organe (z. B. Augen).

Nicht zuletzt ist gerade der interdisziplinäre Austausch zwischen Medizin, Ingenieurswesen, Informatik und geisteswissenschaftlichen Disziplinen wichtig, ein Ansatz, den ich mit den beiden interdisziplinären Bochumer Kongressen »HIGH CARE 1997« und »HIGH CARE 2000« angeregt habe.

Wofür ich also, als alter und neuer »Bürger des Ruhrgebietes« die Wahrnehmung schärfen möchte: Gerade in der Gesundheitswirtschaft lassen sich für das Ruhrgebiet phantastische neue Beschäftigungsmöglichkeiten und Märkte erschließen. Wir sollten alle Anstrengungen unternehmen, um eine »Sport- und Gesundheitsregion Ruhr« zu entwickeln, als regionales Modell, aber auch als Anstoß für weitere ähnliche Aktivitäten in ganz Deutschland. Lassen Sie uns die Fitness- und Wellnesseinrichtungen um die Ruhr und die Ruhrseen mit ihren vielen Sehenswürdigkeiten, Freizeit- und Restaurationsmöglichkeiten selbst zu einer großen Gesundheits-, Sport- und Fitnesszone ausbauen und dann überregional anbieten und vermarkten: Es gibt eine Fülle von Fitnessclubs, über 3000 Sportvereine inklusive der drei großen Bundesligaclubs mit vielen Mitgliedern, immer mehr Möglichkeiten für Trendsportarten wie Surfen, Klettern, Inline-Skating, darüber hinaus Tennis- und Squash- und Golfeinrichtungen, aber auch Ökoläden, Ökobauernhöfe, Drogerien, ca. 200 Bäder u. Ä. Die vielen physiotherapeutischen und medizinischen Einrichtungen im Ruhrgebiet könnten sich in entsprechender Form in diesem Netzwerk integrieren. Zudem finden Wellness- und Gesundheitstouristen im Ruhrgebiet mit ca. 14 000 Ärztinnen und Ärzten, vielen Krankenhäusern und drei Universitätskliniken eine sehr gute medizinische Infrastruktur vor, auf die sie im Bedarfsfall zurückgreifen können.

Ich bin überzeugt, dass wir, wie kurz skizziert, ein einzigartiges Gesundheitstourismus-Ensemble schaffen können, von dem auch die Städte mit ihren Geschäften und Kultureinrichtungen, Hotels und die gesamte Tourismusindustrie einschließlich Getränke- und Sportindustrie profitieren werden.

Angesagt ist also eine Fokussierung auf diesen Bereich und die organisatorische internationale Vermarktung. Alle Einzelkomponenten sind hier schon vorhanden. Und deshalb nochmals meine Forderung: Sinnvoll ist nicht die Schließung von Krankenhäusern, Rehabilitationskliniken oder Bädern, sondern deren Integration in eine moderne Gesundheitslandschaft, gerade auch für den internationalen Tourismus. Eine sofortige internationale Marketinginitiative ist gefordert für die Sport- und Gesundheits-Region Ruhr.

Aber, jenseits der ökonomischen Vorzüge eines derartigen Großprojektes: Ein solches, auch ökologisch gut durchdachtes Konzept würde uns allen guttun – Fitness, Wellness, Gesundheit sollten nicht als Knochenarbeit und Pflicht, sondern als Möglichkeit kommunikativer Begegnung und Lebensfreude verstanden werden und natürlich viele neue zukunftsfähige Arbeitsplätze in der Gesundheitsbranche schaffen. Hierzu möchte ich ermuntern und weiter meinen Beitrag leisten.

Sinnvoll wäre auch die konsequente Vernetzung aller medizinischen Einrichtungen und Fakultäten sowie der medizinnahen Technikinstitutionen und Medizintechnikfirmen zu einem Projekt »Med. in NRW«. Noch schlagkräftiger wäre natürlich eine überregionale Institution – vielleicht mit Namen MITI – Zentrum für Medizinische Innovation und Technologie-Integration, in Anlehnung an das erfolgreiche japanische Ministry of Industry and Trade. Diese zentrale Institution, eine Verbindung von Wissenschaft, Industrie, Technologiezentren, Krankenkassen und Politik könnte beispielsweise an einem Technologiezentrum mit Universitätsanbindung angesiedelt werden, würde die Koordinierung der medizinischen und medizintechnischen Projekte übernehmen und dadurch sinnvolle und effiziente Planungs- und Steuerungsmöglichkeiten schaffen. Nicht immer muss ja das Rad neu erfunden werden. Warum sollte man nicht medizinische und medizintechnische Forschung, Entwicklung und

Produktion stärker im Sinne regionaler Kompetenz- und Produktionszentren ansiedeln und diese in kooperativen Projekten durch Verbundpartner länderübergreifend maximal stärken? Hierdurch können schnelle und nachhaltige Erfolge sowohl für die Forschung als auch für die Unternehmen realisiert werden.

Beispiele: Medizininstrumentenbau wie bisher schwerpunktmäßig im Tübinger Raum, Mikromedizin und Zukunfts-Operationsräume im Ruhrgebiet, Bio- und Gentechnologie im Rheinland, Herzpumpen in Berlin oder Großgeräte in Erlangen.

Insofern werden auch virtuelle Lehrstühle, Institute und Netzwerke gebraucht, d. h. der Zusammenschluss von institutionsübergreifenden Einrichtungen. Beispielsweise wäre hier in der Region denkbar eine enge Kooperation zwischen der medizinischen Fakultät der Universität Witten/Herdecke, der biomedizinischen Technik oder dem Maschinenbau in Bochum, der Werkstoffkunde und Mikrosystemtechnik in Essen und Duisburg, der Informatik in Dortmund, der Fernhochschule Hagen, zusammen mit Partnern aus den Technologiezentren und der Industrie. Die besten Teams mit den besten Instiutionen: das ist die Devise für eine schlagkräftige Entwicklung im Ruhrgebiet und darüber hinaus.

So könnte sich ein Netzwerk aus Einrichtungen verschiedener öffentlicher und privater Träger im Sinne von Private Public Partnership entwickeln. Entscheidend hierbei ist allerdings eine innovative und kreative wissenschaftliche, aber auch straffe unternehmerische Leitung – nicht ein beamtenmäßiger Moloch.

Ich sehe durchaus schon die Kritiker. Aber warum sollten wir derartige Projekte nicht leisten können? Wir im Revier sind es seit jeher gewohnt, anzupacken und zusammenzuhalten! Ich möchte erinnern, daß schon Anfang der siebziger Jahre Kumpels aus dem Bergbau zu Krankenpflegern umgeschult wurden – und die Maßnahme läuft immer noch erfolgreich. Aus diesen Kumpels sind hochmotivierte und liebevolle »Medizintätige« geworden. Schon vergessen?

Schließen möchte ich mit einem Motto, frei nach John F. Kennedy: Nicht, »was tut das Ruhrgebiet für uns«, sondern »was tun wir für das Ruhrgebiet«, sollte unsere Devise sein. Machen wir gemeinsam mehr aus dem Ruhrgebiet – packen wir's an, als großes Ruhr- und NRW-Team. Wir im Ruhrgebiet: bringen wir – anknüpfend an das frühere Gütesiegel »made in Germany« – gemeinsam »MED. in Germany« voran. Ruhr-Valley statt Silicon-Valley.

Keiner ist so schlau wie alle

Wenn
Menschen
ihr
gesamtes
Fühlen
und
Denken
zusammen
brächten

und
ihre
Herzen
unabhängig
von Geschlecht
und
Zugehörigkeit
gleich
schlügen

würde
die
Welt
Purzelbäume
schlagen

2009

Wovon sind Sie überzeugt, obwohl Sie es nicht beweisen können?

Alles lebt ewig. Nach unserem Tod entstehen aus unsren Zellen Mineralien, aus Knochen Versteinerungen, aus Haut oder Haaren Staub. Diese Grundbausteine sind wiederum Voraussetzung zum Wachstum anderer Strukturen oder Lebewesen. Wo bleiben unsere Seelen dabei? Wer weiß es. Sicher ist für mich: Uns verbindet, dass wir nicht bleiben, wie wir sind, dass wir endlich sind – und doch an der Unendlichkeit teilhaben.

Im Hebräerbrief des Neuen Testaments heißt es: »Und so ist der Glaube eine gewisse Zuversicht des, das man hofft, und ein Nichtzweifeln an dem, das man nicht sieht.« Mag man den ersten Teil noch als Wunschdenken abhaken, so besteht doch kein Zweifel daran, dass wir Vieles, wenn nicht sogar das Allermeiste nicht sehen, nicht begreifen oder intellektuell nicht verstehen. Ja, dass wir nicht einmal das Wesentliche zu begreifen vermögen, nämlich die Ursache allen Seins. Ob wir sie Schöpfer, Gott, Vorsehung oder Allnatur nennen, spielt dabei keine Rolle. Und dass dieser Schöpfer seinem Geschöpf, dem Kosmos, Sinn verleiht und nicht »würfelt«, wie es schon Einstein formuliert hat, ergibt sich notwendig daraus. Und für mich kommt die Folgerung hinzu, dass ein Zipfel dieses Sinns darin sichtbar wird, dass wir Menschen darüber grübeln, so lange es uns gibt, und dass wir dafür leben dürfen! Lebensvorgänge und besonders das Weltall sind so komplex, und die Menschheit ist so jung. In Menschheitsjahren gesehen sind wir Babys.

Ich bin überzeugt davon, dass dieses unser Vermächtnis und das Vermögen, nachzudenken und zu spüren, das ist, was wir »Seele« nennen. Hierzu gehört auch das Gefühl, mit allen und allem in Verbindung zu stehen, auch mit den Vorfahren. Seele ist, was uns alle verbindet.

Kein Rastertunnelmikroskop vermag es sichtbar zu machen, mit keinem Magnetresonanztomographen lässt es sich auffinden. Es ist mehr als der fühlende und denkende Geist. Es ist für mich das, was mein Handeln und mich als Person in den Schöpfungszusammenhang stellt und das von mir ins Immerwährende zurückkehren wird, wenn auch die Kunst meines Berufsstandes an die letzten Grenzen stößt und mein irdisches Leben verlischt.

Raus aus dem Teufelskreis!

Gesundheitswirtschaft überwindet die Kostendebatte

Die Gesundheit ist das Wertvollste, das wir besitzen. Niemand wird das bestreiten. Selbst die Politiker sind sich da parteiübergreifend einig. An pflichtschuldigen Beteuerungen, alles für den Erhalt unserer Gesundheit tun zu wollen, fehlt es nie, auf keiner Ebene. Das ist ein Gemeinplatz, selbstverständlich. Ebenso selbstverständlich aber betrachten wir die Gesundheit als etwas, das uns sozusagen von Natur aus, also umsonst zustehen soll. Und genau hier beginnen dann auch die Debatten und Diskussionen, Kontroversen, die aus Irrtümern und Missverständnissen entspringen. Ganz abgesehen davon, dass die Behauptung, der gesunde sei der normale Zustand, so nie stimmte, stimmt sie in der modernen Welt mit ihren immer neuen, unnatürlichen Bedrohungen gleich gar nicht. Man denke nur an die psychischen Belastungen der vielfach vernetzten Arbeitswelt, an das plötzliche Auftauchen bisher unbekannter Epidemien oder an die bedrohliche Zunahme der Allergien. Immer weiter dehnt sich das Feld. Wie ist es überhaupt abzustecken? Ist jemand, der eine Kniegelenksarthrose hat und deshalb hinkt, nun krank oder nur körperlich »angeschlagen«? Hat er nicht auch einen Anspruch auf die denkbar beste Versorgung? Wollen wir nicht alle immer umfassender und besser behandelt werden?

Und dennoch, ungeachtet solcher Erfahrungen, betrachten wir alle Aufwendungen für die medizinische Vorsorge und Versorgung als eine Last, die wir eher unwillig tragen, persönlich wie in der Volkswirtschaft. Jeder Euro, den wir für unser medizinisches Wohlergehen ausgeben sollen oder gar müssen, tut irgendwie weh, wird ständig hinterfragt. Dabei geht es doch um das Lebensnotwendige, nicht anders als bei der Ernährung, für die wir ganz frag- und vorbehaltlos aufkommen, mit privaten Ausgaben und mit staatlichen Subventionen für die Landwirtschaft unter anderem.

Diesen Vergleich muss man einmal anstellen, um sich die ganze Absurdität, den weltweit falschen Ansatz der Kostendiskussion im Gesundheitswesen vor Augen zu führen. Während wir auf der einen Seite, in der Lebensmittelbranche, um den Erhalt von Arbeitsplätzen kämpfen, alles tun, um den »Wirtschaftsfaktor« zu stärken, sprechen wir beim Gesundheitswesen von einem »Kostenfaktor«, der uns über Gebühr strapaziert. Vielfach werden die Leistungen dieses Bereiches noch nicht einmal bei der Berechnung des Bruttosozialproduktes berücksichtigt. Mit anderen Worten, was da getan wird, von Ärzten, Schwestern, Pflegern, Therapeuten, wird nicht als Wertschöpfung betrachtet, obwohl es doch um das wertvollste unserer Güter, um die Gesundheit, um unser Leben geht.

Nein, so werden wir der Wirklichkeit und den Anforderungen der Zukunft nicht gerecht werden können. Wer die Medizin immer weiter ausschließlich als einen Samariterdienst verstehen möchte, macht sich und anderen etwas vor. Haben wir es doch längst und zum Glück mit einer Gesundheitswirtschaft zu tun, ohne deren Erträge der medizinische Fortschritt gar nicht mehr denkbar wäre. Etwa zwölf Prozent aller in Deutschland Beschäftigten, über 4,4 Millionen, arbeiten heute bereits in diesem Wirtschaftszweig, Tendenz steigend. Noch gar nicht eingerechnet ist dabei der weitere Umkreis, etwa die für die Medizin tätige Industrie, insbesondere die Entwicklung und Produktion von Hochtechnologie. Nicht zu vergessen der Gesundheitstourismus, die Fitness- und Wellness-Bewegung, der ökologische Wohnungsbau und anderes mehr bis hin zur einschlägigen Informationstechnologie.

Nimmt man das alles zusammen, zeigt sich schnell, dass die Gesundheitswirtschaft von der ärztlichen Behandlung über die soziale Dienstleistung, die Herstellung naturheilkundlicher Präparate oder gerontologischer Hilfsmittel bis hin zur Hightech-Produktion medizinischer Geräte und sogar bis hin zur Beteiligung an städtebaulicher Planung durchaus mehr ist als der gebetsmühlenhaft beklagte Kostenfaktor. Hier werden nicht nur die Überschüsse anderer verbraucht, hier wird auch volkswirtschaftlich Relevantes geschaffen. Es geht, man kann das nicht oft genug wiederholen, um den größten Arbeitgeber und damit um einen eigenen Wirtschaftszweig – um den Wachstumsmotor der Zukunft. Für den Antrieb dieses Motors sorgen schon unsere deutlich erhöhten Gesundheitsansprüche und die steigende Lebenserwartung. Daran können und wollen wir nichts ändern, im Gegenteil. Ändern müssen wir jedoch unsere Sicht auf die Dinge.

Solange wir uns in der Auseinandersetzung mit der Medizin und dem Gesundheitswesen auf die Kostendiskussion fixieren, werden wir uns immerfort im Kreis drehen, unentwegt darüber klagen, dass das Ganze viel zu teuer und am Ende nicht zu bezahlen ist, womit die Diskussion dann wieder von vorn beginnt. Um aus diesem Teufelskreis auszubrechen, müssen wir endlich sehen, dass es nicht um persönliche oder volkswirtschaftliche Lasten, sondern um Investitionen geht, die medizinisch nötig und zugleich wirtschaftlich höchst sinnvoll sind.

Nur wenn wir die Gesundheitswirtschaft *med. in Germany* –

analog zum Gütesiegel *Made in Germany* – als solche wahrneh-
men und ihr die Möglichkeit der umfassenden Expansion bieten, werden wir am Ende auch genug erwirtschaften, um uns ein
modernes Gesundheitswesen weiterhin leisten zu können.
Wenn wir dagegen das, wonach die Zeit verlangt, den Ausbau einer humanen medizinischen Dienstleistung, in seinen Entwick-
lungsmöglichkeiten, Innovationsangeboten und wachsenden
Therapiemöglichkeiten beschneiden, drohen volkswirtschaftliche Einbußen, unter denen nicht zuletzt die Gesundheitsversor-
gung zu leiden haben wird, die in der Breite zuerst. Wir vertun
eine der größten Chancen unserer Zeit. Denn einzig mit wirt-
schaftlicher Vernunft, mit der Schaffung von Arbeitsplätzen
rund um die Gesundheitswirtschaft, nicht mit der Subventions-
mentalität früherer Zeiten, lässt sich eine anspruchsvollere medizinische Versorgung und damit unsere Zukunft absichern.
Investitionen sind unabdingbar und allemal lohnend, weil abge-
sichert durch die erhaltene oder wiedergewonnene Gesundheit,
das Wertvollste überhaupt. Deshalb: Raus aus dem Teufelskreis
der Kostendiskussion. Alle Zeichen der Zeit weisen in eine andere Richtung. Deutschland könnte das erste Gesundheits-
land der Welt werden. Wir müssen die Herausforderung nur annehmen.

Gib mich die Kirsche

Eine runde Geschichte mit dem Ball

Ich weiß nicht mehr, ob mein Vater schon 1954 einen Fernseher besaß und ob überhaupt die Fußball-Weltmeisterschaft übertragen wurde. Sicherlich gehörte er aber zu den ersten Fernseh-Käufern der Nation. Seitdem wurden keine internationalen Fußballspiele oder andere Sport-Großereignisse mehr versäumt: WM, Olympische Spiele, Neujahrsspringen usw. Die Fanfaren der Eurovision vor jeder internationalen Übertragung klingen in meinen Ohren nach. Unvergesslich, ebenso wie das gemütliche Miteinander mit meinen Geschwistern und meinem Vater vor dem Bildschirm, das erregte Mitfiebern und gedankliche Mitwirken.

Dieses durchdringende, stimmüberschnappende »Toor, Toor, Toor« klingt in mir nach, und schwarz-weiße Bilder mitten im Raum aus einem Ungetüm von Fernseher stehen vor meinen Augen. Ich selbst befinde mich auf Armen, die mich überglücklich schaukeln und an sich drücken.

Jahre später: »Didi … hau endlich die Pille in die Katenne!« – »Herbert, los, Mann, rechts antäuschen und links vorbei, mach schon!« – »Willy, schlaf doch nicht ein, pass da hinten auf!«

Ich höre meinen Vater noch, wie er mit seinem »appen« Arm – so nannten wir Kinder seinen rechten muskulösen Armstummel, der als Mahnmal des Krieges übrig geblieben war – uns liebevoll, aber kräftig am Strand während der unzähligen Fußballspiele zur

Seite drückte. Er heizte uns Kinder richtig an. War er doch Zeit seines Lebens selbst Fußballfanatiker und jahrelang leidenschaftlicher Coach, Spieler und Mannschaftsführer einer Universitätsmannschaft. Ich erinnere mich noch genau daran, wie ich als kleiner Dötz aufs Spielfeld gewackelt kam. Ich konnte kaum laufen und wollte wohl schon mitspielen. Das war in Clausthal, kurz bevor wir ins Ruhrgebiet umgezogen sind.

Wahrscheinlich sind wir Brüder sogar mit einem Ball zur Welt gekommen?! Wie andere Kinder auch. Den Ball mit Füßen, Händen, Körper oder Kopf berühren, jonglieren – nach vorne, nach hinten passen, dribbeln, Fallrückzieher, sich strecken, grätschen, bei Sonne oder Regen, im Matsch oder auf Hallenboden. Fußball, Handball, Basketball, Volleyball, Tennis. Egal. Hauptsache, ein Ball war im Spiel! Doch die meiste Zeit unserer Kindheit und Jugend verbrachten wir mit Fußball. Meistens auf der Straße in Bochum mit Nachbarskindern und Freunden, später in der Schulmannschaft und in Vereinen. Häufig in den Ferien auch am Strand in Holland. Immer wieder mit unserem Vater und auch den Vätern unserer Freunde. Von klein an bis zur Pubertät. Unvergessliche Momente der Freude und Leidenschaft. Auch Tränen flossen nach verlorenem Spiel. Das gehörte dazu – wir lernten fürs Leben. Doch das war uns damals noch nicht klar.

Selbstverständlich spielten wir auch mit Kindern anderer Nationen ohne irgendwelche Verständigungsprobleme. »Wozu reden? Spielen und sich freuen« war unsere Devise. Ob mit holländischen Kindern in den Ferien oder den Kindern polnischer, italienischer oder griechischer Gastarbeiter oder der Kumpel im Ruhrgebiet. Fußball war und ist einfach ein unendlich tiefes und wunderbares Lebensgefühl. Leidenschaft und elementares Erleben pur! Und es verbindet unglaublich die Seelen und gibt Kraft, um sich für die internationale Geschwisterlichkeit zu engagieren. Zumindest habe ich das zu Hause und auf der Straße im Ruhrgebiet gelernt. Noch immer bin ich sehr sportbegeistert, sowohl aktiv als auch passiv, auf dem Fußballplatz oder am Fernseher.

Die tolle Zeit in Kindheit und Jugend mit meinen Brüdern war die intensivste und schönste. Wir drei waren alle gute Sportler. Die Sportschau im Fernsehen war für uns jedes Wochenende wichtig, aber auch jede andere Sportübertragung zog uns magisch an: Fußball, Leichtathletik, Tennis usw. Schon während der Übertragungen wurden wir nervös, weil wir selbst mitmachen wollten. Also zogen wir uns die Sportkleidung manchmal noch während der Sportsendungen an: Fußballtrikots vom BVB Dortmund oder VfL Bochum – und ab in den Garten oder auf die Straße. Beim Fußball stand Willy meistens mit Handschuhen und Kappe wie Hans Tilkowski – der damalige bekannte Torwart von Dortmund und der Nationalmannschaft – im Tor, weil er so tolle Torwartparaden auf Lager hatte. Wir anderen dribbelten, flankten und schossen mit Begeisterung aufs Tor oder übten Elfmeterschießen. Schöne unhaltbare Torschüsse, am liebsten aus der Drehung nach traumhaften Flanken waren unser Ziel.

Unsere Idole wechselten von Pelé über Didi und Vavá zu »kleines, dickes Müller«, von Uwe Seeler zu »Stan« Libuda, Sigi Held und »Emma« – Lothar Emmerich –, von Hans Tilkowski zu Horst Szymaniak, unsere Superstars des Ruhrgebiets. Mein damaliger Spitzname »Didi« geht auf diese Zeit zurück. Später identifizierte ich mich sehr mit Uwe Seeler und dann mit »kleines dickes Müller«. Beide legendäre Mittelstürmer! Gerd Müller, der ewige Torschützenkönig von Bayern München. Aus welchen unfassbaren und aussichtslosen Lagen der noch Tore schoss, dieser »Bomber der Nation«. Unglaublich! Kompakt sah er aus, etwas pummelig erscheinend, wahrscheinlich durch seine gigantischen Oberschenkel, aber er besaß eben den »ultimativen« Torriecher. Nicht von ungefähr steht er noch heute oben auf der internationalen Torbestenliste.

Auch meine Position beim Fußball war meistens die des Mittelstürmers. Immer auf das Traumtor des Lebens wartend! Das schönste blieb trotzdem mein Fallrückzieher, den ich mit sieben Jahren auf dem kleinen Fußballfeld schoss, das bei uns »um die Ecke« lag, wo wir täglich »pöhlten« – wie man so schön im Ruhrgebietsdeutsch sagt. Fast so schön wie von Uwe Seeler, meinem damaligen Idol, so glaube ich. »Uns Uwe« nannte ganz Deutschland ihn liebevoll. Traumhaft und unvergesslich sein Tor bei der WM 1970 gegen England zum 2:2 Ausgleich – mit dem Hinterkopf.

Am Wochenende zog es uns häufig auf die Fußballplätze unserer Idole: auf die Glückauf-Kampfbahn nach Schalke genauso wie ins alte legendäre »Rote Erde«-Stadion in Dortmund oder ins VfL-Stadion an der Castroper Straße in Bochum. Entweder schnappte uns unser Vater, oder wir Jungens heizten ihm so lange ein, bis er mit uns losfuhr. Vor Aufregung zappelnd saßen wir im Auto, manchmal elendig lange im Stau stehend. Lange Fußmärsche von den Parkplätzen nahmen wir geduldig in Kauf. Immer wurde vorher und nachher alles Erdenkliche ausgiebig durchdiskutiert, wurden einzelne Szenen nacherlebt. Die gemeinsame Begeisterung in den Stadien, das Mitfreuen, das Mitleiden und der »Freudentaumel« an sich jagen mir noch heute immer wieder eine wohlige Gänsehaut über den Rücken. Dieses »beseelte« gemeinsame Gefühl, der Gleichklang der Sinne mit den anderen Menschen ist möglicherweise das, wonach sich alle Menschen sehnen und was man in den Stadien an den Wochenenden finden kann, möglicherweise mehr denn je, da die Stadien größer geworden sind. 80 000 Menschen im Gleichklang wie im »Signal Iduna Park« in Dortmund. Dieses unglaubliche Gefühl sollte jeder einmal erleben!

Lebenskraft pur durch Fußball. Nirgends für mich so erlebbar wie im Ruhrgebiet. Die unzähligen Vereine, die zum Teil aus Betriebsmannschaften hervorgegangen sind. Neben dem BVB auch Schalke 04, VfL Bochum oder MSV Duisburg, Rot-Weiß Essen, Rot-Weiß Oberhausen, Westfalia Herne, SG Wattenscheid, SSV Hagen, Wuppertaler SV usw. usw. Ein gigantischer Schmelztiegel und wir Kinder mittendrin.

Und die Wiege der Bundesliga, sie stand auch im Ruhrgebiet, mitten im »Revier«: Am 28. Juli 1962 wurde in der Westfalenhalle in Dortmund um 17.14 Uhr per »Hammelsprung« beim DFB-Bundestag entschieden, aus den Oberligen eine Bundesliga zu formen. Super Entscheidung! Seit dieser Zeit waren wir noch mehr in den Stadien. Zitterten mit dem VfL Bochum um den erstmaligen Aufstieg aus der Regionalliga oder mit Schalke 04 oder dem BVB um internationale Pokale.

Ich erinnere mich sehr genau an den Sieg vom BVB 1966 beim Europapokal der Pokalsieger. Sigi Held, Lothar Emmerich und Libuda als unvergessliches Trio. Ein internationaler Renommee-Klub nach dem anderen wurde aus dem Pokal gekegelt: Atletico Madrid, Sofia, West Ham United usw. Gegen Liverpool im Endspiel die unvergessliche »Bogenlampe« von Stan Libuda. Ein legendäres Traumtor als krönender Abschluss von traumhaftem Offensivfußball. Und Sigi Held ging mit Lothar Emmerich, dem Torschützenkönig von 1966, als »Terrible Twins« in die Fußballgeschichte ein, so gigantisch waren ihre Doppelpässe.

»Stan« Libuda habe ich auch bei Schalke 04 bewundert. Ich sehe mich noch im Regen an einem Laternenmast hängen und ihn von oben in einem Spiel in der Glückauf-Kampfbahn bewundern. Libuda, von dem Fans behaupten, dass niemand an Jesus vorbeikomme ... außer natürlich Libuda selbst. So sehr verehrten wir ihn!

Seit dieser Zeit hat uns »Kinder des Ruhrgebiets« der legendäre Satz von Lothar Emmerich geprägt. »Gib mich die Kirsche!«, mit dem er vehement zum Abspielen aufforderte. Denn mit einem Doppelpass macht man jeden Gegner nass! Niemand wusste es besser als Sigi und Emma.

Leidenschaftlich bis zum Umfallen zu kämpfen, das Ziel des Sieges nie aus den Augen zu verlieren, trotzdem fair zu bleiben und sich dabei von der Begeisterung der Fans – selbst in auswegslosen Situationen – zum Sieg »tragen zu lassen«, das alles habe ich im Ruhrgebiet gelernt. Ebenso wie das anständige Verlierenkönnen.

Zeitlos

Zeitlos
bin ich,
bist Du,
werden wir,

wenn
die Endlichkeit
endlich gelebt,

die Unendlichkeit
unendlich genossen

und

jede Sekunde
das glückselige
Glück
mit einem
zärtlich
lächelnden

Lächeln

begrüsst.

2006

Scheinheiligkeit im Endstadium

Die Wahrheit über die Kosten

Geben Sie Gestaltungsfreiheit – Madame! Möchte man frei nach Friedrich Schiller der Bundeskanzlerin zurufen. Beweist sich Größe doch nicht im Beharren auf einer falschen Entscheidung, sondern in dem Mut, von einer solchen auch wieder abzurücken. Und wann wäre die Gelegenheit dazu gegebener als jetzt, da ohnehin alles neu verhandelt werden muss, kein Grund mehr besteht, Zugeständnisse zu bewahren, die man dem früheren Koalitionspartner glaubte schuldig zu sein. Niemand würde der neuen Bundesregierung eine solche Korrektur vorhalten oder gar nachtragen, nicht, wenn es um die Abschaffung des Gesundheitsfonds geht.

Der scharfe Schnitt wäre schließlich nicht mehr als die Beendigung eines Schildbürgerstreichs. Oder wie sonst sollte man die Schaffung einer Behörde bezeichnen, an die die Krankenkassen das Geld, das sie einsammeln, abführen müssen, um es dann von ebendieser Behörde wieder zugeteilt zu bekommen, gekürzt und verspätet zumeist. Und niemand soll hier behaupten, dass sich eine solche Bürokratie, wenn sie erst einmal in Gang gesetzt ist, nicht so ohne weiteres abwickeln lässt. Erschaffen ließ sie sich ja auch sozusagen aus dem Stand heraus, und ohne Not. Zwar stimmt es, dass eine transparentere Struktur des Krankenkassensystems angezeigt ist, doch wann wäre so etwas je durch eine Superbehörde erreicht worden. Derartiges dient doch am

Ende bestenfalls ideologischer Selbstbefriedigung, der Rechtfertigung der Politik durch Betriebsamkeit.

Niemand braucht aber eine politische Klasse, die den Charakter einer eigenen Spezies anzunehmen droht und die sich offenbar schon als so speziell empfindet, dass sie sich für die Schweinegrippen-Impfung ein eigenes Serum reservieren wollte, ein anderes als das, das »den Menschen« zur Verfügung stehen sollte. Diese »Menschen«, von denen die Bundeskanzlerin so gern spricht, die sie tituliert, als handle es sich um eine eigene Art, der sie sich selbst schon gar nicht mehr zugehörig fühlt – diese »Menschen« haben zuallererst einen Anspruch darauf, als Bürger ernst genommen zu werden. Sie sind keine Objekte politischen Jonglierens. Niemand darf sie entmündigen, indem er den Eindruck fürsorglicher Betreuung erweckt, so tut, als hätte er Leistungen als Gnadenerweis zu verteilen.

Bei einem erneuten Milliarden-Defizit der gesetzlichen Kassen scheint es eh müßig zu sein, die Frage nach dem Für und Wider des Gesundheitsfonds überhaupt noch zu stellen. Nicht zu reden von der Fragwürdigkeit eines Verteilungsschlüssels, bei dem am besten wegkommt, wer die meisten Kranken akquiriert. Jede Verteidigung des Status quo grenzt da schon an Gesundbeterei; da ist mit Umverteilung nichts mehr auszurichten. Allein eine gemeinsame Anstrengung von Ärzten, Kassen und Patienten kann jetzt noch helfen. Nur wird daraus nichts werden, solange die Kontoführung im Gesundheitswesen für den Einzelnen ein Buch mit sieben Siegeln bleibt.

Dabei ließe sich das von heute auf morgen und ohne die Einrichtung neuer Behörden abstellen, wenn auch wir Ärzte uns endlich dazu verstehen könnten, jedem Patienten eine Dokumentation der ärztlichen Leistung auszuhändigen. Wie denn sonst sollen wir eine Vorstellung davon gewinnen, was uns die Gesundheit wert sein muss? Erst wenn jeder weiß, wie viel oder wie wenig wofür aufgewendet werden muss, kann ein wirkliches Kostenbewusstsein auf allen Seiten entstehen. Ohne dies wird eine deutlich verstärkte Gesundheitsvorsorge, wie sie die derzeitige Familienministerin Ursula von der Leyen fordert, nicht zu haben sein. Nur durch einen für alle fassbaren Abrechnungs- und Kostenvergleich werden wir es endlich schaffen, überteuerte stationäre Behandlungen zugunsten der gleichwertigen, aber wesentlich günstigeren und häufig auch schonenderen ambulanten Behandlungen zu reduzieren.

Wie bei den privaten Kassen, so sollten die Versicherten auch bei den gesetzlichen Kassen als mündige Bürger behandelt werden, indem sie in die Abrechnung ihrer Behandlungskosten einbezogen werden. Das würde mit einfachen Mitteln die Demokratisierung im Gesundheitswesen befördern; eine wirtschaftliche Notwendigkeit ist es ohnehin. Denn die mehrstelligen Milliardenbeträge, mit denen der Gesundheitsfonds so locker hantiert, sind für niemanden fassbar. Sie entziehen sich der Vorstellungskraft. Reduziert auf ihre kollektive Erfassung, werden die Kosten zu einem Fatum, dem wir ausgeliefert zu sein scheinen. Ohne die nötige Information verharren »die Menschen« in unmündiger Abhängigkeit. Diese angemaßte Vormundschaft ist aber nichts als eine Verschleierung der Kosten, die »die Menschen« dann doch wieder tragen müssen, sei es durch Steuererhöhung oder durch steigende Beiträge der Krankenkassen.

Tatsächlich braucht es keine Nivellierung, wie sie der Gesundheitsfonds erstrebt, nicht weniger, sondern mehr Wettbewerb um medizinische Qualität zwischen den Kassen sowie den Anbietern medizinischer Dienstleistung. Dem Bürger sollte endlich zugetraut werden, dass er das für ihn Richtige herauszufinden weiß. Die Politik indes sollte nur dafür sorgen, dass sich jeder seinen Bedürfnissen entsprechend absichern kann, wobei es sich von selbst versteht, dass diejenigen, die dazu nicht in der Lage sind, alle nötige Unterstützung vom Staat erhalten. Warum haben wir nicht längst ein transparentes System wie bei der Kfz-Versicherung eingeführt, mit Teil- und Vollkaskopaketen? Das versteht jeder – den Gesundheitsfonds versteht keiner.

Es ist schlicht scheinheilig, weiterhin so zu tun, als dürfe bei der Medizin im Einzelfall nicht vom Geld gesprochen werden, nur um nachher festzustellen, dass das Ganze unser Leistungsvermögen übersteigt. Die Wahrheit, hat schon Ingeborg Bachmann festgestellt, ist dem Menschen zumutbar, zumal diese Wahrheit auch eine sehr positive Seite hat. Zählt doch die Gesundheitswirtschaft insgesamt zu den Wachstumsbranchen der Zukunft. Was wir wirklich benötigen, sind Rahmenbedingungen für eine Branche, die Prosperität mit dem Qualitätssiegel *med. in Germany* schafft. Auf ihrem Erfolg beruht alles andere; eine kranke Gesellschaft wäre nicht zukunftsfähig. Deshalb gilt es, ein Investitionsklima zu erzeugen, das Kassen, Ärzte, Bürger und Patienten gleichermaßen motiviert. Denn auch die ganz persönliche, aktiv betriebene Prävention ist schließlich eine Investition in die Zukunft. Um sie für jeden attraktiv zu machen, braucht es Gestaltungsfreiheit. Das dürfen »die Menschen« als Bürger von den beauftragten Politikern erwarten.

Ein Interview mit dem Nobelpreisträger Prof. Dr. Manfred Eigen

Gymnasium Bochum, Schülerzeitung ›Forum‹ Jahrgang 1969,
Chefredaktion: Dietrich Grönemeyer

für freitag, den 28. 9. 68, wurde der ehemalige schüler des staatl. gymnasiums von herrn oberstudienrat harms an unsere schule eingeladen. er sollte zur oberstufe sprechen, dieses wurde ihm aber erst freitag morgen dargelegt. so sprach er über seine arbeit als forscher. im anschluss daran wurde ein interview von der redaktion unserer schülerzeitung mit prof. dr. eigen geführt. wir befragten ihn über die in seiner rede geäußerten punkte.

forum: herr prof. dr. eigen, sie haben besondere vorstellungen über unseren schulunterricht, die die heutige jugend zusehends beschäftigen. sie sagten, man doziere zu viel, anstatt das eigenständige denken des schülers zu fördern. wie wollen sie der auffassung entgegentreten: der schüler solle erst lernen, bevor er mitreden dürfe?

prof. dr. eigen: erstens einmal steht der lehrer zu sehr im mittelpunkt. der schüler soll viel mehr selbständig arbeiten, d. h. frei den unterricht gestalten, der lehrer darf nur dann kritisierend in die unterrichtsgestaltung eingreifen, wenn etwas völlig verfehlt ist. man hat meistens den eindruck, als ob der lehrer mit dem notizbuch dastände, um sofort eine note einzutragen. der lehrer sollte sich vielmehr die noten zu hause eintragen. bei mir im institut sind die studenten auch viel ruhiger und aufgeschlossener als im examen, wenn ich durch die laboratorien gehe. zweitens muß man das »wie« lernen, d. h. die methode, wie man an eine sache herangeht, nicht das »was«, nämlich das wissen. außerdem gibt es keinen punkt im leben, an dem man sagen kann, »so, bis jetzt habe ich gelernt, jetzt fange ich an, selbständig zu denken.« man lernt nie aus, und wenn man nicht früher begonnen hat, selbständig zu denken, dann kann man das nie mehr lernen.

forum: bitte, herr prof. dr. eigen, erläutern sie ihre meinung, der naturwissenschaftliche unterricht solle sich lediglich mit modernen fragen in descriptiver weise befassen. steht dem nicht entgegen, daß man doch erhebliches grundwissen braucht, und widerspricht es nicht auch der these: die schüler sollen den unterricht mehr gestalten?

prof. dr. eigen: das erste ist nötig, um genug interesse für die fächer zu erwecken. die naturwissenschaften müssen viel weniger historisch gelehrt werden, vielmehr soll man von den aktuellen, modernen fragen der naturwissenschaft, aber nicht immerzu von newton oder galilei reden. auch nicht von den stoßgesetzen am billardtisch, sondern z.b. vom neutronenfang beim reaktor,

also von der frage: wie funktioniert ein reaktor?
soll gesprochen werden. denn die ehemaligen
schüler dürfen nicht eines Tages feststellen,
dieses sind ja interessante fragen, aber ich weiß
nichts darüber, weil ich in der schule nichts davon gehört habe.

forum: sie sprachen von der einheit zwischen den einzelnen naturwissenschaften. besteht diese ein-
heit nicht auch zwischen geistes- und naturwissenschaften?

prof. dr. eigen: viel zu wenig. es muß vielmehr so gehandhabt
werden, daß z.b. im latein- und griechischun-
terricht mehr auf die kulturelle verbindung und
bedeutung mit der lebzeit hingewiesen wird,
d.h. z.b. mehr gewicht auf bedeutung der platonischen gedanken in der modernen physik. generell auch sollen sich die Lehrer mehr im geschichtsunterricht wie auch im deutschunterricht mit der naturwissenschaft und ihrer entwicklung befassen. den naturwissenschaften
haftet immer noch das odium an, sie widersprächen dem gedanken der humanität. das ist aber
falsch.

forum: welche gefahren drohen der menschheit durch
die forschung über das zentralnervensystem?
kann ihnen durch die forschung selbst entgegengewirkt werden?

prof. dr. eigen: diesen gefahren kann man nicht dadurch begegnen, indem man forschen in dieser richtung
generell verbietet. dieses verbot läßt sich nicht
durchführen, denn es gibt immer menschen,

die sich nicht daran halten werden. jedoch muß man eine gegenforschung treiben, d. h. man soll zu erforschen suchen, warum viele erfindungen zu anderen zwecken verwendet werden. Die wissenschaftler müssen ja auch über die moral forschen, um so die anwendung zum schlechten zu verhindern.

forum: noch eine letzte frage, herr prof. dr. eigen, die sich speziell auf unsere schule bezieht. herr ostr. harms war einer ihrer Lehrer. hatte er auch damals schon den spitznamen »bubi«?

prof. dr. eigen: ja, er hatte damals schon den gleichen spitznamen, der sich, wie sie sehen, 30 jahre lang erhalten hat. übrigens muß noch gesagt werden, daß der chemiesaal zu meiner zeit besser war.

forum: wir danken ihnen sehr herzlich.

Saurer Regen

The President of the U. S. Mr. Reagan ist speaking:
>»And I promise you that we need the nuclear arms,
specially the PERSHING to defend us against the
Russians! Having the PERSHING in West Germany it
will be possible to start sometimes a limited
nuclear war in Europe …«

I.:   In Ost und West, es spricht sich rum:
NACHGERÜSTET wird ganz feste!
Atomkraftwerksplutonium
nutzt man nun zum Bombenteste.
Unermüdlich wird gebaut
an Raketen aller Arten.
Bei uns soll'n sie dann verstaut
der ATOMTOD auf Raten!!!

Ref.: Über den Wolken muß die Freiheit wohl grenzenlos sein,
Alle Ängste, alle Sorgen, sagt man, blieben darunter
verborgen
– und dann würde, was uns groß und wichtig erscheint,
plötzlich nichtig und klein!

(Amerikanische Nationalhymne: …)

II.   Blitz aus West, wir spüren schon:
       die Atombombe ist gefallen!!
       Und es klingt wie blanker Hohn:
       Bekannt war vorher dies schon allen!!
       WARUM HA'M WIR NICHTS GETAN?
       Wir kommen vom Reagan in die Traufe.
       Verdammt wahr ist dieser Wahn,
       und wir siechen hin zu Haufe.

Ref.: (Amerikanisiert gesungen):
       Übä the Wooke, mas de Frreieit wo grönzless sei,
       Oll Ängscht, oll Sorrg, seg män, blüb darrante vörborrg
       – and than' wörd, what us grros and wichtig örschein,
       plötzschlä nichtä and klein!

III.   PERSHING II. auf Kraftwerk drei
       bis hier spüren wir es beben.
       Wie der Blitz zischt es vorbei,
       uns wird ganz heiß in unsern Mägen.
       Und die ganze Erde bebt,
       Strahlen mischen sich mit Regen,
       bis es abhebt und es schwebt,
       der Sonne entgegen!

Ref.: Über den Wolken …

IV.   Wir schaun ihm fassungslos nach,
       sehn es die Wolken erklimmen,
       bis durch Strahlen nach und nach
       unsere Sinne verschwimmen!
       Unsre Augen haben schon

diesen Feuerball verloren.
Nur von fern dröhnt monoton:
das Beben und Rumoren …

Ref.: Über den Wolken …

V.: Doch seid alle still und hört:
wir ha'm kaum Zeit zu verlieren.
Seid nicht ängstlich, sondern wehrt
ständig Euch mit allen Vieren!
Gegen Atomtod, Entmündigung
hilft kein Jammern, hilft kein Gaffen.
Hand in Hand, wach wie ein Hund
so können wir es schaffen.

UNTER DEN WOLKEN MUSS (SOLL) DIE
FREIHEIT NICHT (DOCH) GRENZENLOS
SEIN!
ALLE ÄNGSTE, ALLE SORGEN – SEID FROH –
BLEIBEN DANN NICHT MEHR VERBORGEN –
UND SO –
WÜRDE, WAS UNS WIRKLICH WICHTIG
ERSCHEINT
PLÖTZLICH MACHBAR: VEREINT!!!

1981

Auch Indianer haben Schmerzen!

Ein medizinischer Vorschlag
zur Ergänzung des Grundgesetzes

Um es vorweg zu sagen, ich bin dafür, dass der Anspruch des Menschen, von chronischen Schmerzen befreit zu werden, endlich gesetzlich verankert wird, und das nicht nur irgendwo am Rande, sondern im Grundgesetz. Die Sache ist zu ernst, um sie weiter dem Selbstlauf oder gesundheitspolitischen Händeln um die Kosten zu überlassen. Immerhin geht es um ein Menschenrecht, um das wir ringen, so weit die Geschichte zurückreicht. Gegen den Schmerz haben unsere Vorfahren die Götter angerufen; für ein schmerzfreies Leben wird medizinische Forschung seit Jahrtausenden betrieben, selbst die Urvölker haben dazu schon Schädel geöffnet, Körperteile massiert oder Pflanzenextrakte genutzt. Die Ergebnisse, die dabei erzielt wurden, vor allem in der jüngeren Vergangenheit, haben uns heute in den Stand gesetzt, nahezu jeden Schmerz ausschalten oder zumindest stark lindern zu können.

Das Leiden unter chronischen Schmerzen insbesondere sollte der Vergangenheit angehören. »Sollte!«, so muss man leider sagen. Denn noch immer klafft eine erschreckend große Lücke zwischen den gegebenen Möglichkeiten der Behandlung und der Realität. Noch immer werden die verheerenden Auswirkungen des Schmerzes, die manifesten körperlichen wie die psychischen, verharmlost, kleingeredet, heruntergespielt. Und noch immer kommen dabei Argumente in Anschlag, die allesamt der grauen Vorzeit entstammen. Geradezu sprichwörtlich geworden ist die in schmerzhaften Situationen gern erteilte Ermahnung: Indianer kennen keinen Schmerz. Wir alle haben diesen Unsinn als Kinder zu hören bekommen, haben ihn mehr oder weniger verinnerlicht, mehr zumeist, als uns lieb sein mag. Wir alle sollten aber auch wissen, dass solche und ähnliche Appelle doch nur der tröstende, bisweilen martialische Notbehelf von Epochen waren, in denen man noch nicht über die Mittel und die Kenntnis verfügte, des Schmerzes medizinisch Herr zu werden. Heute jedoch sind wir weiter. Niemand brauchte länger Zuflucht zu nehmen zu den Floskeln einer überholten Heldenrhetorik. Kein Patient müsste sich damit noch trösten; kein Arzt dem Leidenden damit weiterhin etwas vormachen. Dass dennoch so viele Menschen vergebens nach Befreiung von ihrem Schmerz suchen, dass manche bis zum Tod hin leiden müssen und deshalb flehentlich um Sterbehilfe bitten, dass sie keine Chance haben, ihr Leben in Würde zu beenden, dass es aber auch immer wieder Behandlungen gibt, operative Eingriffe, die sich am Ende als völlig vergebens erweisen, das alles zeigt nur, wie sehr wir in überkommenen Denkmustern und Strukturen befangen sind, und zwar auf allen Ebenen: Die Kassen tun sich schwer mit der Finanzierung spezieller, vor allem komplexer multidisziplinärer Schmerztherapien, weil ja jeder auch etwas »aushalten« kann, zumal wenn es keinen direkten Nachweis organischer Ursachen gibt. Die Patienten sind dann entsprechend verunsichert und die Ärzte oftmals so fachorientiert, auf ihre jeweilige Spezialisierung fixiert, dass sie das komplexere Schmerzgeschehen viel zu punktuell erfassen und gar nicht auf den Gedanken verfallen, Hilfe bei der unterdessen hochqualifizierten Schmerzmedizin im interdisziplinären Team zu suchen. Das

Schattendasein, das diese vergleichsweise junge Fachrichtung noch immer führt, sagt ja an sich schon genug aus über den Zustand heutiger Schmerzbehandlung. Wo Zusammenwirken angezeigt wäre, werden nach wie vor Erbhöfe verteidigt, gewiss in bester Absicht und in der Überzeugung, dem Patient auf hergebrachte Weise helfen zu können. Nur ist das eben nicht genug, nicht, wenn es um den Schmerz geht.

Man muss bloß einmal an die Probleme der Rückenbehandlung denken, um sich das zu verdeutlichen. Wie oft kommt es hier zu vorschnellen Eingriffen, zu Bandscheibenoperationen oder gar zu Versteifungen, obwohl muskuläre Verspannungen (nicht selten psychisch bedingt) in der weitaus größten Zahl der Fälle die eigentlichen Schmerzverursacher sind. Dies herauszufinden erforderte aber zum Beispiel das Zusammenwirken des Orthopäden mit dem Osteopathen, dem Psychologen und dem Schmerztherapeuten oder doch wenigstens die Betrachtung der Fälle aus deren Perspektive. Stattdessen werden noch immer Röntgenbilder gemacht, die gar keine Anhaltspunkte für einen Bandscheibenvorfall zeigen können, weil das einfach die falsche Methode ist. Der Patient aber wird trotzdem operiert und behält am Ende viel zu oft seine Schmerzen; schlimmstenfalls kommen noch eine Instabilität und Vernarbungen hinzu.

In seiner holzschnittartigen Darstellung mag der geschilderte Ablauf resümieren, was bei der Schmerzbehandlung nur allzu häufig geschieht, weil jeder, in diesem Fall der Orthopäde, die Behandlung auf das eigene Fach beschränkt: Der Schmerz wird als Symptom einer körperlichen Krankheit begriffen, behebbar durch die operative Behandlung der einen Ursache. Was danach z. B. an Schmerz noch bleibt oder gar neu entsteht, ist Schicksal – und wird das immer weiter bleiben, wenn wir nicht lernen, dem vielfach komplexeren Schmerzgeschehen auch komplexer zu begegnen. Die Voraussetzungen dafür sind längst geschaffen, medikamentös wie von den Behandlungsmethoden her und mit einem multikulturellen Wissensschatz aus Jahrtausenden medizinischer Behandlung. Man muss nur anfangen, die Erkenntnisse der verschiedenen Fachrichtungen zusammenzunehmen, konzentriert auf eine Behandlung, die den Schmerz als solchen ernst nimmt und seiner Behandlung mehr Bedeutung beimisst als der Pflege eigener Spezialisierung. Die Patienten können das verlangen, sie haben einen Anspruch darauf. Weil der medizinische Fortschritt die Voraussetzungen dafür geschaffen hat, weil wir heute alte und neue Erkenntnisse wie etwa moderne Schmerzmedikation mit Akupunktur, Nervenverödung, mit Massagen oder Wärmebehandlungen und auch psychosoziale, pflegerische und seelsorgerische Therapieansätze zusammenfügen können, dürfen wir im Bedarfsfall auch das Recht auf die Befreiung vom Schmerz einfordern, erst recht im Endstadium einer schweren, zum Tod führenden Erkrankung. Es geht hier um nicht weniger als ein Menschenrecht, dem auch das Grundgesetz im Interesse unserer Würde früher oder später wird genügen müssen. Ersparten wir uns damit doch nicht zuletzt manchen juristischen Schlagabtausch in der heftig geführten Diskussion um die Sterbehilfe. Das Thema ist virulent; wir müssen uns der Tatsache stellen.

Drei Kindergeschichten

Erwin hat Rückenschmerzen

»Au, auuu, ooh, au, ich kann mich nicht mehr bewegen. Rosi, Mensch, aua. Iiiich kann nicht aufstehen, hilf mir endlich!« Erwin liegt in seinem Bett im Kinderzimmer und jammert, während Rosi noch selig vor sich hinschlummert. Die Sonne blinzelt bereits durch die bunten Vorhänge, und draußen jault irgendwo ein Hund, als wolle er sich mit Erwin verbünden. Beide – Rosi und Erwin – hatten noch schön gespielt am Abend und waren vergnügt ins Bett geplumpst, ohne aufzuräumen. Die Spielsachen flogen im Zimmer herum. Bunte Bälle in verschiedenen Größen, Legos, Spielkarten, Teddys und Puppen sowie ihre Anziehsachen. Es sah aus wie ein kleines Schlachtfeld, und eine Spielkommode stand mittendrin schräg im Raum.

»Rosi, Rosiii«, ruft Erwin verzweifelt, »wach endlich auf. Mein Rücken!« Doch Rosi macht keine Anstalten aufzuwachen. Sie murmelt zwar zwischendurch, als habe sie Erwins Verzweiflungsschreie oder den Hund gehört, aber dann wird es wieder still. Erwin versucht sich zu drehen, aber es geht nicht. Wirklich nicht. »Verflucht«, schimpft er, und eine kleine Träne kullert ihm aus dem rechten Auge. Er hat zu viel Angst, seine Beine zu bewegen und seinen Rücken zu drehen. Zum Glück kann er den Kopf wenden, und seine Stimme funktioniert auch noch. »Hilfe«, schreit er, »los, aufwachen, hilf mir, ich hab solche Schmerzeeeeen!!!!« Rosi schießt hoch, reibt sich die Augen, öffnet das linke halb und antwortet verdattert: »Wat is denn? Lass mich schlafen, ich bin so müde. Ach, Erwin, was ist denn los? Du Blödmann!« »Ich kann mich nicht mal mehr drehen, ich hab soooolche Rückenschmerzen.« »Ach, stell dich nicht so an, wir haben doch bis gerade so lustig gespielt und und und, du hast noch die Kommode weggeschoben da vorne.« »Gerade lustig gespielt, du hast wohl ne Meise, das war gestern«, stammelt Erwin. Rosi bekommt ihre Augen immer noch nicht auf. »Ja und, aber es war trotzdem lustig, und und ich schlafe jetzt nochmal weiter, es ist so früh, guck mal da draußen. Ist ja noch alles ganz dunkel!« »Nein, du Schlafmütze, hilf mir endlich, ich kann echt nicht mehr, ich komme nicht aus dem Bett, und dunkel ist es auch nur, weil du deine Augen nicht aufmachst. Es ist doch schon Morgen, und ich habe solche Schmerzen! Komm hilf mir, los! Sofort!«

Rosi reißt jetzt endlich die Augen weit auf, wirft ihre Decke mit den großen Sonnenblumen zur Seite und springt aus dem Bett. »Ja, richtig so, komm hilf mir«, ruft Erwin verzweifelt. Sie läuft ganz schnell zu Erwins Bett, hebt seine Decke hoch und krabbelt mit halb geschlossenen Augen unter seine Decke. »Nee, nee nee, Rosi, nicht weiter schlafen, ich hab doch solche Schmerzen und kann nicht aufstehen!« Er liegt da steif wie ein Stock. Rosi macht zum ersten Mal ihre Augen auf. Kullergroß werden sie. »Ich kann nicht, ich kann nicht, wirklich nicht! Pass doch auf.« Rosi schubst ihn, aber er bewegt sich immer noch nicht. Nicht einen Millimeter. »Wo tut's denn weh, Erwin?« Sie wird langsam wach und auch ein wenig ängstlich. »Ja, da, da hinten an meinem Rücken, ich kann mich gar nicht drehen!« »Beweg mal deinen dicken Zeh hier.« Sie fasst an seinen rechten Zeh. »Neieieiein, lass das!«, schreit Erwin. »Los, versuch's mal«, Rosi wird energisch, »das habe ich vom Kleinen Medicus gelernt, man muss herausfinden bei Schmerzen im Rücken, ob man seine Arme und Beine bewegen kann … Also jetzt mal ein Bein langsam angezogen!« »Nein, Rosi, nicht!« »Doch, du versuchst das jetzt«, sagt sie energisch, und Erwin zieht langsam das rechte Bein an, dann das linke. »Ja, es geht!« ruft er. »Und jetzt …« »Nee, mehr mach ich nicht!« »Los und jetzt die Arme hoch!« Erwin reckt zögerlich den linken und den rechten Arm nach oben und liegt jetzt auf einmal im Bett wie ein Käfer, der auf den Rücken gefallen ist. Es ist trotz aller Dramatik lustig anzusehen, und Rosi muss aufpassen, dass sie nicht anfängt laut zu lachen. Alle viere von sich gestreckt Richtung Himmel, die gepunktete Bettdecke rutscht ihm quer über den Bauch, und Erwin bewegt sich nicht. Überhaupt nicht. Starr wie tiefgefroren liegt er dort in seinem Bett. »Aaaber mein Rücken«, jammert er, »mein armer Rücken, Rosi!« »Wo denn?«, fragt sie und tastet mit ihren Händen jetzt unter seinem Rücken hin und her. »Ja, ja, da, daa, ja, au au au, nicht mehr, nicht mehr, Rosi, hör auf!« »Tut das hier weh?«, und Rosi drückt noch mehr. »Ja, ja, ja, da, aufhören, sofort!« Rosi drückt noch ein bisschen. »Bist du verrückt, aufhören!« »Der kleine Medicus hat aber gesagt, man soll schmerzhafte Stellen am Rücken massieren, und das tue ich gerade. Pass auf, ich drehe dich jetzt mal ganz vorsichtig um.« »Nein!« »Doch!« »Niiiiie!« »Doch … pass auf, jetzt zur Seite«, und sie schiebt und schiebt und kullert den Erwin, der immer noch alle viere von sich gestreckt hat, auf die Seite wie einen Karton. »Der kleine Medicus sagt immer, wenn du Arme und Beine bewegen kannst und auch keine Taubheit vorliegt und nur der Rücken schmerzt, dann war es bestimmt die Hexe!« »Wie, wie die Hexe?«, jammert Erwin. »Ja die Hexe hat dir in den Rücken geschossen mit ihrem Besenstil und dabei die Muskulatur verspannt.« »Hab keine Hexe gesehen. Du etwa? Gestern? Wir haben doch so toll gespielt?«, antwortet Erwin. »Das ist doch nur so ein Sprichwort«, sagt Rosi lachend, »aber wenn die Hexe einen in den Rücken geschossen hat, dann verspannt die Muskulatur, und dann muss man dort, wo es weh tut am Hexenschuss – so nennt man die Muskelverspannung –, zunächst einmal drücken! Erst vorsichtig, dann immer kräftiger.« »Hör auf, hör auf damit, sofort!« Aber Rosi lässt sich nicht beirren und massiert den Rücken weiter. »Oh, tut das gut, ooooh, ich merke, es entspannt sich«, ruft Erwin, »mach weiter!« Und Rosi massiert lustig weiter seinen Rücken, drückt hier und drückt da, Erwin lässt nach und nach seine Arme und Beine fallen und kann sich auf einmal auch auf seinen Bettrand setzen. »Mensch, Rosi, das hast du aber klasse gemacht, es geht schon viel viel besser. Ich hatte doch sooolche Angst!« »Vor der Hexe?«, kichert Rosi. »Nein, dass ich nicht mehr aufstehen kann und gelähmt bin und nicht mehr mit dir spielen kann.« »Ach so«, sagt Rosi, »vorher müssen wir erstmal aufräumen, aber du schiebst nicht mehr diese Kommode da vorne weg!« »Wieso, die steht doch ganz schräg im Raum: die muss wieder zurück, ich bin doch so stark! Das zeige ich dir gleich, wie das geht, nachdem du mich wieder fit gemacht hast. Rosi!« Sie schaut ihn ernst an, schüttelt etwas ratlos den Kopf und sagt: »Weißt du was, ich glaube, deine Rückenschmerzen kommen davon, dass du diese schwere Kommode geschoben hast.« »Ich kann das«, sagt Erwin ganz stolz. »Nee, du musst mir nicht beweisen, dass du so stark bist, das glaube ich dir auch so! Erstmal ab unter die warme Dusche und dann kann ich dich nachher noch mal weiter massieren.« »Au ja«, ruft Erwin vergnügt und läuft ins Badezimmer. Rosi ruft ihm noch hinterher: »Und bewegen, bewegen, noch mal bewegen, sagt der Kleine Medicus, das ist das beste Mittel, um die Muskulatur bei Rückenschmerzen weich zu machen. Das habe ich in diesem tollen Buch gelesen, kennst du das, Erwin?« Erwin steht schon unter der Dusche und planscht fröhlich vor sich hin, dreht sich, bewegt die Arme. »Waaas?«, ruft er, »was hast du gesagt?« »Kennst du das Buch vom Kleinen Medicus?« »Neee, was steht denn da drin?« »Bei Rückenschmerzen bewegen, bewegen, bewegen und ganz warm halten den Rücken und die Muskeln!« »Mach ich doch, mach ich doch«, ruft Erwin und winkt Rosi zu mit einem lauten »Dankeschööön, du tolle Masseurin!«

Entenmama & Menschenpapa

Entenmama und Menschenpapa wohnten alleine auf dem Bauernhof. Eines Tages – sie hatten sich vorher schon ab und zu von Ferne gesehen – trafen sie sich am sonnendurchfluteten Ufer ihres Lieblingsteiches.

»Mensch Maier, warum verfolgst du mich denn immer so?«, fragte die kleine Entenmadame.

»Iiiich?«, antwortete erstaunt der Angesprochene.

»Ja du … und manchmal hast du auch noch so 'ne Tussi dabei. Ganz schön aufdringlich das Ganze.«

»Aber. Aber«, stotterte der verdatterte Menschensohn.

»Nix, aber! Du irritierst mich. Und anmachen lass ich mich auch nicht! Schon gar nicht von dir!«

»Aber deshalb ja!«

»Wie?«

»Ja. Ich muss dir doch endlich sagen, dass ich deine kleinen süßen Schnuckileins suche.«

»Oh keine Sorge! Die habe ich zu Oma und Opa gebracht, wie du deine Kinder ja auch so in der Welt verteilt hast. Also kümmere dich nicht um sie. Sie sind in Sicherheit.«

»Aber ich mache mir solche Sorgen.« (In der Tat hatte sich wohl der Fuchs ihrer bemächtigt). »Und ›Tussi‹ ist ein ganz schön gemeines Wort für meine Freundin. Wo sie sich doch auch so Sorgen macht um deine Entenbabys. Und außerdem … ich nenne dich doch auch nicht ›Entenschikse‹.«

»Das ginge auch echt zu weit!« Die Entenmama plusterte sich mächtig auf, streckte anmutig ihren Hals fast bis zu den Wolken, kullerte mit ihren hübschen Kulleraugen und schnatterte lieblich:

»Komm endlich und lass uns 'ne Runde schwimmen. Dann sind wir hier nicht mehr so allein …«

Es waren einmal …
Willy Winzich … und Emma Lustig

»Nichts wie los!« Willy Winzich schwamm um sein Leben, Millionen anderer Winzlinge waren mit ihm unterwegs! »Echt! So gemein ist das …«, rief er prustend und verschluckte sich fast. Und dabei musste er doch zuerst bei Emma Lustig ankommen, das hatte er sich geschworen. Emma war ein witziges Ei und hatte demjenigen ein oder zwei Kinder zu schenken versprochen, der sie als erstes berührte.

»Puh«, rief er aus, »wie anstrengend. Nie wieder mache ich das noch einmal. Niiie!« Aber da sah er schon in das lächelnde Gesicht der glücklichen Emma. Ganz dicht vor seiner Nase lag es. Zum Greifen nah. Er musste sie als Erster erreichen, total verliebt war er in dieses große, wunderbar funkelnde Ei – schöner als jedes Osterei, das er je gesehen hatte. »Komm ganz schnell her, mein Süßer. Da bist du ja. Oh, ich küsse dich so!« Tränen der Freude kullerten Willy Winzich aus den Augen. »Sieger! Wie schön«, hauchte er und ballte stolz seine Winzfaust. Neun Monate später kamen Zwillinge zur Welt: Erwin & Rosi.

Viele Wochen vorher schon konnten ihre Eltern ihre Kinder im Ultraschall ansehen, nachdem der Bauch von Erwins und Rosis Mama immer dicker wurde. Wie gerührt waren sie, als sie die klitzekleinen Herzen auf dem Fernseher schlagen sahen.

Mit Zwillingen hatten sie zwar nicht gerechnet. »Das ist auch ganz selten. Drillinge oder noch mehr Kinder gleichzeitig gibt es eigentlich meist nur bei Tieren«, sagte der Doktor. »Wie wundervoll. Macht nichts, dafür haben wir jetzt ein Mädchen und einen Jungen gleichzeitig«, riefen Mama und Papa gleichzeitig und tanzten um den Arzt herum.

Der Kleine Medicus erklärt: Millionen winziger Samen, die sehr beweglich sind, streiten sich immer um ein riesiges Ei, das auf sie wartet. Der allererste Samen, der angeflitzt kommt, verschmilzt mit dem Ei, und aus beiden entsteht ein niedliches Baby im Bauch der Mutter.

So bist auch du dort ganz geborgen und von deiner Mutter behütet gewachsen. Manchmal hast du gestrampelt oder ... vielleicht schon Fußball gespielt? Nee? Du hast recht, ich necke dich jetzt. Ein winziger Fuß in der Bauchdecke deiner Mutter war trotzdem manchmal zu sehen. Sieht total witzig aus, so ein kleiner Fußabdruck. Vielleicht fällt dir das selbst einmal auf. Die meisten von uns kommen aus dem Mutterbauch herausgeklettert, wenn sie etwa einen halben Meter groß geworden sind ...

2011

Solidarität

Ich bin Ich.
Ich bin Du.
Ich bin Wir.

Wie
schlau.

Du bist Du.
Du bist Ich.
Du bist Wir.

Genau!

Wir sind Wir.
Wir sind Du.
Wir sind Ich.

Mehr
nich'.

2006

Für eine menschenverträgliche Medizin

Auszug aus dem Habilitationsvortrag aus dem Jahre 1991

Die ernormen Entwicklungen in den High-Tech-Disziplinen revolutionieren schon jetzt vor allen Dingen die chirurgischen Fächer. So brechen die medizinischen Fachdisziplinen auf, und die Berufsbilder ändern sich.

Epochen des Wandels haben in der Geschichte der Menschheit immer heftige Kontroversen zwischen Befürwortern und Gegnern hervorgerufen. Deswegen haben inhaltliche Stellungnahmen und Bewertungen neuer, absehbarer Entwicklungen bzw. Märkte gerade von Protagonisten eine hohe Bedeutung und beeinflussen zukünftige Handlungsabläufe. In diesem Zusammenhang muss darauf aufmerksam gemacht werden, dass die Analyse und Bewertung zukünftiger Technologien von Wissenschaftlern bzw. Entwicklern nicht nur unter technischen Aspekten zu erfolgen hat, sondern ebenso unter kulturellen und geisteswissenschaftlichen Gesichtspunkten bewertet werden muss. Unter diesem Blickwinkel ist auch eine Auseinandersetzung mit wissenschaftstheoretischen Überlegungen notwendig, zumal sich hier in den letzten zehn Jahren ein Paradigmenwechsel abzeichnet, der gerade von Naturwissenschaftlern – speziell Physikern – formuliert wurde.

Wir stehen an einem Punkt, an dem technische Entwicklungen zu einem großen Segen für die Menschheit werden und ebenso gut das absolute Desaster herbeiführen können. Das Gleiche gilt für die gesellschaftspolitischen Veränderungen in Ost und West – auch hier befinden wir uns mitten im Paradigmenwechsel oder besser Wertvorstellungswechsel. Die kulturelle Auseinandersetzung mit Veränderungen in der Gesellschaft erfolgt in der Geschichte der Menschheit immer in der Literatur, in den darstellenden Künsten sowie in der Musik.

Neues Weltbild in Wissenschaft und Kunst

Die enormen Veränderungen der heutigen Zeit werden von vielen Völkern dieser Erde zunehmend begriffen. Hochleistungen und Katastrophen sowie revolutionäre Umwälzungen in allen Bereichen des täglichen Lebens zeichnen sich ab bzw. existieren schon. Wissenschaftler und Politiker aus den verschiedensten Disziplinen haben die heutige Zeit exzellent analysiert und weisen auf ein Zusammenbrechen der alten Weltbilder hin. Durch diese Analyse sowie ihre Veröffentlichungen können sie dazu beitragen, den Weg in eine menschenwürdige Zukunft zu ebnen.

Allen voran hat sich der Physiker Fritjof Capra, Professor für Theoretische Physik an der University of California, mit dem Paradigmenwechsel in seinen Büchern »The Tao of Physics« (Berkeley 1975) und »The Turning Point« (Berkeley 1982) befasst. Aus seiner Sicht befinden sich die Nationen und Völker auf der ganzen Welt in einer inhaltlichen Krise, die in der heutigen Zeit im Vergleich zu früher noch dadurch verstärkt wird, dass sie in einer Welt der globalen wechselseitigen Verbundenheit leben, in der biologische, psychologische, soziale und umweltbedingte Phänomene sich umfassend bedingen.

Die heutige Krise ist im Grunde eine »Wahrnehmungskrise«, da alle Probleme, die wir in der heutigen Zeit erleben, mit den heutigen Begriffen einer mechanistischen und veralteten Weltanschauung nicht mehr zu verstehen sind und vor allen Dingen nur begrenzte Ansätze für die Lösungsstrategien bieten. Das Denken seit Descartes, welches in allen unseren Weltbildern sowie Wertvorstellungen steckt und unsere Kultur mehrere hundert Jahre lang beherrschte, bricht auf. Dieses »kartesianische« Weltbild ist unter anderem dadurch geprägt, dass es die Auffassung zementierte, das ganze Universum sei ein mechanisches System und als solches – wie auch der menschliche Körper – als eine Maschine zu verstehen. Die Vorstellung des Lebens in der Gesellschaft basiert auf der Annahme des unbegrenzten materiellen Fortschritts durch wirtschaftliches und technisches Wachstum.

Dieses Weltbild, in dem wir erzogen worden sind, hat sicherlich in den letzten Jahrhunderten dazu beigetragen, dass wir enorme Errungenschaften in den Einzeldisziplinen bis zu den oben beschriebenen Entwicklungen erzielen konnten. Jedoch hat dieses Denken, welches beispielsweise in der Medizin Körper und Seele trennt, die Wechselbeziehung von beiden Anteilen negiert und den seelischen und sozialen Bereich für die Erhaltung der Gesundheit bzw. für das Entstehen von Krankheiten bisher weitgehend ignoriert hat, zu tiefen inneren und äußeren Krisen geführt.

So kommt es nicht von ungefähr, dass gerade aus der Wissenschaft, die die Wiege des mechanistischen Denkens ist – nämlich der Physik –, die wesentlichen Anstöße zu neuem Denken und Handeln kommen. Die Physiker sind in ihren Forschungen auf die uns bekannten Grenzen gestoßen und haben formuliert, dass die Detailerkenntnisse in den Mikrostrukturen in einen umfassenden Kontext gebracht werden müssen und nur in ihrer Komplexität im Zusammenhang mit geisteswissenschaftlichen Überlegungen interpretierbar sind. Hierbei hat der Wissenschaftler eine hohe Verantwortung gegenüber der Gesellschaft.

Der Kernphysiker Werner Heisenberg schrieb in seinem Buch »Das Naturbild der heutigen Physik« (Reinbek 1955, S. 21): »Der Naturwissenschaftler steht von Anfang an in der Mitte der Auseinandersetzung zwischen Natur und Mensch, von der die Naturwissenschaft ja nur ein Teil ist, so dass die landläufigen Einteilungen der Welt in Subjekt und Objekt, Innenwelt und Außenwelt, Körper und Seele nicht mehr passen wollen und zu Schwierigkeiten führen. Auch in der Naturwissenschaft ist also der Gegenstand der Forschung nicht mehr die Natur an sich, sondern die der menschlichen Fragestellung ausgesetzte Natur, und insofern begegnet auch hier wieder der Mensch sich selbst.«

Carl Friedrich von Weizsäcker fordert, dass die zwei Halbkreise, die die Natur- und Geisteswissenschaft bilden, wieder so ineinander gefügt werden müssten, dass sie »einen Vollkreis ergeben: Der Kreis, von dem hier die Rede ist, ist gedacht als erster, aber vielleicht nicht als letzter Schritt auf dem Wege, der die Einheit beider Pole dem Denken wieder zugänglich machen sollte.« (zitiert nach Lily Abegg: Ostasien denkt anders. Versuche einer Analyse des west-östlichen Gegensatzes, Zürich 1949, S. 79). An einer anderen Stelle schreibt er, von Galilei führte ein schnurgerader Weg zur Atombombe: »Die Naturwissenschaft ist die größte Bewusstseinsänderung der Menschheit seit dem Kommen der Hochreligion und der Kulturen des ersten vorchristlichen Jahrtausends; ich nenne sie den harten Kern der Neuzeit. Sie gibt uns eine nie dagewesene intellektuelle, folglich technische, folglich politische Macht. Es ist undenkbar, dass die Menschheit sich durch diese Macht nicht selbst zerstört, wenn sie nicht eine ebenso radikale moralische Wandlung durchmacht.« (C. F. von Weizsäcker: Wahrnehmung der Neuzeit, München 1983, S. 355–356).

Kein geringerer als Goethe schreibt in Blick auf den Physikalismus des 19. Jahrhunderts als fast 80-Jähriger an Zelter: »Wir werden, mit vielleicht noch wenigen, die letzten sein einer Epoche, die sobald nicht wiederkehrt.« Er hat vollkommen recht behalten. Die Verbindung von Geistes- und Naturwissenschaften, eingebettet in ein gesamtes philosophisches und politisches Weltbild, war mit dem Ableben von Klopstock, Herder, Kant und Schiller, Hegel, Schelling und Humboldt als wissenschaftliche Tradition erloschen. Es setzte der Siegeszug des Physikalismus in allen Bereichen der Wissenschaft ein.

Unser Bundespräsident Richard von Weizsäcker sagte auf der Eröffnung des 7. Kongresses der Internationalen Vereinigung für germanistische Sprachen/Literaturwissenschaften am 26. August 1985 in Göttingen: »Die Sprache von Martin Luther und Friedrich Hölderlin, von Karl Marx und Thomas Mann, von Hugo von Hofmannsthal und Sigmund Freud wurde von Unmenschen und Verbrechern missbraucht.«

Dieser Missbrauch von geistigen und wissenschaftlichen Leistungen zieht sich wie ein roter Faden durch die Menschheitsgeschichte. In der Auseinandersetzung mit diesen Missbräuchen und den daraus resultierenden Konflikten entstanden wichtige Menschheitswerke wie beispielsweise die Bibel und der Koran auf theologischer Seite und bedeutende politische Schriften wie »Das Kapital« von Karl Marx mit den uns allen bekannten folgenden Vereinnahmungen und eklatanten Dogmatisierungen. Institutionen wie die Kirchen und religiöse Gruppierungen haben ebenso wie politische Organisationen oder Staaten mit unterschiedlichem Erfolg in der Geschichte diese Krisen bzw. Paradigmenwechsel angegangen und entsprechende Strategien entwickelt. Nur mit dem einzigen Unterschied zur jetzigen Zeit: Niemals war die Menschheit einem Genozid so nahe wie heute. Wir sind durch die technischen Möglichkeiten auf einmal in der Lage, unsere Welt entweder durch kriegerische Auseinandersetzungen, durch ökologische Katastrophen und möglicherweise auch durch manipulative Techniken wie die Genchirurgie, Biochipimplantation usw. erheblich zu schädigen bzw. zu zerstören. Wir begreifen auf einmal, dass biologische und gesellschaftliche Vorgänge in E-Funktionen (bei gleicher Zeiteinheit Verdoppelung der Ereignisse: 2, 4, 8, 16, 32 …) rasant verlaufen. Bestes Beispiel dafür ist die Umgestaltung der Staaten des sogenannten realen Sozialismus innerhalb von Tagen oder das rasante Anwachsen des Ozonlochs und des Baumsterbens. Unser Denken ist nicht geschult genug, um tagtäglich mit dieser E-Funktionalität umzugehen. Daher setzt uns immer wieder die Wette mit dem Schachbrett in Erstaunen, mit der sich jeder finanziell ruinieren würde: Man lege ein Korn auf das erste Feld und verdoppele auf jedem weiteren Feld. Fast unverstellbar, dass man, am letzten Feld angekommen, eine solche Menge von Körnern hätte, dass die ganze Erde 1 cm hoch damit bedeckt würde. Die sinnbildliche Aussage des Beispiels liegt auf der Hand.

In der darstellenden Kunst haben Künstler wie Hieronymus Bosch im 15. Jahrhundert die Problematik und Widersprüchlichkeit irdischen Lebens dargestellt und mit ihrer kompakten und nur im Kunstbereich möglichen Form auf die unterschiedlichste Art und Weise die Menschen über die Gefühlswelt aufgerufen, endlich zu handeln bzw. davon geträumt, selbst tätig zu werden. Hier ist z. B. Goethes »Faust« oder auch Hölderlin zu nennen, der 1799 schreibt: »Und wenn das Reich der Finsternis mit Gewalt einbrechen will, so werfen wir die Feder unter den Tisch und gehen in Gottes Namen dahin, wo die Not am größten ist und wir am nötigsten sind ... Wenn's sein muss, so zerbrechen wir unser unglückliches Saitenspiel und tun, was die Künstler träumten.« Dieses Begehren finden wir auch in dem genialen Triptychon »Der Garten der Lüste«, das sich heute im Prado-Museum in Madrid befindet. Was zeigt dieses Werk, das im 15. Jahrhundert gemalt wurde?

Außen wird eine Himmelskugel sichtbar, in der die Erde eingebettet ist. Wenn die Flügel des Triptychons geöffnet werden, sieht man im Inneren des linken Flügels den Garten Eden und Gott, der Eva und Adam zusammenführt. Im Mittelteil erscheint die Fortsetzung des Paradieses. Es ist die Darstellung eines nicht verlorenen Paradieses, in dem der Mensch mit der Natur im Einklang ist, und rechts kommt die »Hölle« zur Darstellung. Es ist das diesseitige Verderben mit Zerstörung, Bränden und Ruinen und den verschiedensten Foltermethoden. Dieses Triptychon ist das widerspenstigste und vieldeutigste Werk Boschs, der es sicherlich in genialer Weise geschafft hat, die gesellschaftliche Realität mit den Katastrophen der damaligen Zeit in der Abbildung der Hölle zu symbolisieren und gleichzeitig in einem Bild die Harmonie als erstrebenswertes »Paradies« darzustellen. Hier wird die Einheit der scheinbaren Widersprüche von Mensch und Natur, männlichen und weiblichen Geschlechts, Technik und organischem Leben in nachhaltiger und eindrücklicher Form abgebildet, und es wird deutlich, dass eigentlich nur die Kunst in der Lage ist, schwierige Sachzusammenhänge in kompakter Form nach dem Motto »Ein Bild sagt mehr als tausend Worte« direkt zu übermitteln. Es kann in der Lage sein, so wie es Josef Beuys fordert, uns in die konkrete Handlung zu bringen.

Gerade die Kunst könnte dieses ermöglichen, da sie uns ganz tief in unseren inneren Empfindungen, Konflikten und Träumen trifft. Friedrich Nietzsche forderte in seinem Werk »Die Geburt der Tragödie aus dem Geist der Musik« die Durchlässigkeit der Grenzen zwischen Kunst und Wissenschaft, bei der die Wissenschaft selbst Züge der Kunst annehmen und sich zur »fröhlichen Wissenschaft« weiterentwickeln soll: »Erst nachdem der Geist der Wissenschaft bis an seine Grenze geführt ist und sein Anspruch auf universelle Gültigkeit durch den Nachweis jener Grenzen vernichtet ist, dürfte auf eine Wiedergeburt der Tragödie zu hoffen sein: Für welche Kulturform wir das Symbol des musiktreibenden Sokrates hinzustellen hätten.«

Friedrich Nietzsche geht in diesem Werk auch auf zwei weitere, polar aufeinander bezogene Prinzipien ein: Traum und Rausch, Apollo und Dionysos. In der Symbolik der Gottheit Dionysos entwickelt er den Zustand, dass der Mensch sich als Teil eines Gesamtkunstwerkes, nämlich des Lebens begreift, dementsprechend handelt und nicht auf der Ebene des Künstlers, also des rein naturgestaltenden Menschen (Apollo) stehenbleibt. Nietzsche hat die Versöhnung mit der Natur, mit ihrem verlorenen Sohn, dem Menschen, gefordert, um in der tagtäglichen Verzauberung ein gemeinsames dynamisches Kunstwerk zu realisieren. Der Mensch hat die Chance, sich nach seinen Vorstellungen vom Künstler, also den auf die Natur einwirkenden und damit sich über die Natur erhebenden Menschen (Umwelt), zu einem gleichwertigen Bestandteil der Natur zu entwickeln (Mitwelt).

Es geht Nietzsche bei der Veröffentlichung 1872 um ein, wie er selbst sagt, »Attentat auf zwei Jahrtausende wider Natur- und Menschenschädigung«.

Hier finden wir die gedankliche Nähe zu den Erkenntnissen der modernen Theologie, besonders der evangelischen Theologie um Professor Günther Altner, die in der Kritik am klassischen Umweltbegriff begonnen hat, von Mitwelt, vom Mitgeschöpf und von der Mitkreatürlichkeit zu sprechen. Es wird der Eigenwert der Natur in den Mittelpunkt der Überlegungen gestellt, die nicht um des Menschen willen, sondern um der Natur selbst willen zu schützen sei. Diese Betrachtungsweisen haben eine andere Dimension als der Begriff Umwelt, der die Erhöhung des Menschen gegenüber der »Natur« impliziert.

Neben Josef Beuys ist auch der katholische Theologe Hans Küng der Ansicht, dass kirchliche bzw. politische Institutionen und Gesetze allein nicht mehr in der Lage sein werden, die zukünftigen Probleme der Menschheit zu lösen, da die Zeit der Hohepriester und starren Hierarchien vorüber ist. Lösungsstrategien können nicht mehr befohlen werden. Der Mensch findet sich als Einzelwesen in einem hohen Zustand der Emanzipation, die Menschheit hingegen befindet sich im Stadium der Pubertät. Die Zukunftsaufgaben der Menschheit werden also nur im solidarischen Miteinander und in der Akzeptanz der anderen Meinung und anderen Kulturen in einem neu zu schaffenden Sozialsystem möglich. Dieses wird nur funktionsfähig, wenn wir begreifen, dass das solidarische Denken und Handeln von Menschen zu einer Potenzierung der Kräfte führen und 1 plus 1 – anders als in der Mathematik – wesentlich mehr als 2 sein könnte. Im Vertrauen auf die eigene Kraft und in der vorurteilsfreien Zusammenarbeit kann jeder seine Fähigkeiten zu einem gemeinsamen Ziel entwickeln.

Menschenverträglichkeit und Mikrotherapie

Mit welchen Bedingungen müssen sich nun Ingenieure, Naturwissenschaftler sowie Ärzte auseinandersetzen, und wie müssen wir die Zukunft der mikrotherapeutischen Forschung und Entwicklung gestalten?

Tatsache ist, dass in absehbarer Zeit heute noch konventionelle Technologien zu Größen im atomaren bzw. Nanometerbereich durch Mikrostrukturtechniken miniaturisiert und in Verbindung mit organischen Strukturen alle Komplexitätsgrade umfassen werden (H. Moravec: Mind Children. The Future of Robot and Human Intelligence. Cambridge, 1988, S. 151–152). Japanische Wissenschaftler und Institute sind mittlerweile im Bereich sogenannter Biomotoren führend. Dazu nutzen sie bakterielle Flagellen, lange Aminosäurenstränge mit einer Stärke von 10 Nanometern. Diese drehen sich mit einer Geschwindigkeit von 10 000 Umdrehungen pro Minute um ein molekulares Kugellager an der Bakterienmembran. Der DNS-Code der Flagellen ist bereits bekannt. So könnten bald molekulare Motoren hergestellt und an mechanische Systeme gekoppelt werden. Sie sollen als Antriebe für Mikrogeräte genutzt werden, z. B. um Kalkablagerungen in den Blutgefäßen abzutragen (R. Berner: U-Boot in der Blutbahn. highTech 2/1991, S. 80–81).

Gleichzeitige Temperatur-, pH- und chemische Analyse des Blutes könnte über spezielle Mikrosensoren möglich werden. Ein großer ökologischer Vorteil unter dem Blickwinkel der Rohstoff- und Energieeinsparung wäre, dass sich die Biomotoren als organische Substanzen selbst vermehren bzw. sich selbst in Organismen ernähren könnten. Die Bewegungskontrolle dieser Minimotoren müsste sichtgesteuert durch Computer- oder Kernspintomographen erfolgen, damit sie sicher kontrolliert werden könnten.

Weitere Projekte, die vom Ministry of International Trade und Industry (MITI) vehement gefördert werden, da neue Absatzmärkte sich abzeichnen, sind im Bereich der Optik sogenannte »Mikroregulatoren«. Diese Mikrosysteme – im Bereich der Augenlinse implantiert – sollen bei kurzsichtigen Brillenträgern die Funktion von ermüdeten Akkomodationsmuskeln übernehmen und so das Brilletragen überflüssig machen.

Die zurzeit angewandten minimalinvasiven Verfahren lassen schon heute wesentliche Vorteile für die Patienten erkennen. Die technischen und therapeutischen Methoden orientieren sich hierbei an den Bedürfnissen der Patienten:

- Minimalinvasive Therapie bringt Heilung und Schmerzlinderung direkt vor Ort mit kleinsten chirurgischen Eingriffen (Operationen wie durchs »Schlüsselloch«).
- Stationäre Aufenthalte werden drastisch verkürzt oder völlig vermieden. Der Pflegeaufwand wird erheblich verringert. Dadurch können sich Ärzte und das behandelnde Personal besonders intensiv um die Patienten kümmern.
- Die Operationen können häufig bei örtlicher Betäubung durchgeführt werden; der Patient wird nicht durch die Narkose zusätzlich belastet.
- Die Behandlungsumgebung wird patientengerecht gestaltet – die Technik tritt in den Hintergrund.
- Die nur kleinen Eingriffe bedeuten schnelle Heilung mit geringer Komplikationsgefahr und niedriger psychischer Belastung.

Die interventionellen radiologischen Verfahren machen dreidimensional sichtbar, was im Inneren der Patienten geschieht, ohne dass der Körper geöffnet werden muss – mit Hilfe von Großgeräten kombiniert mit Röntgenverfahren, Ultraschall und Endoskopie. Dadurch wird millimetergenaues, hochpräzises Arbeiten unter Sicht (Punktionsgenauigkeit bis zu $1\,mm^3$) auch in unmittelbarer Nachbarschaft lebenswichtiger Organe schonend und schmerzarm möglich.

- Körperflüssigkeiten und Gewebeanteile sowie Verkalkungen werden abgetragen,
- Knochenteile entfernt bzw. Knochenzement implantiert,
- Medikamente mit enormer Präzision und hoher Konzentration an dem Wirkort lokal gespritzt,
- Kleinstprothesen, Schrauben oder Sensoren implantiert.

Dies alles ist bei geringstem Eingriff in den Körper der Patienten möglich.

Ein Teil der heute noch stationären Behandlungsmethoden kann somit ambulant durchgeführt werden. Beides, die mikrotherapeutischen Eingriffe und die Verlagerung von stationären Leistungen in den ambulanten Bereich, können unter den Aspekten des psychischen Wohlbefindens der Patienten zu einer weiteren Humanisierung der Medizin und Medizintechnik führen. Ein weiterer Effekt ist neben der deutlichen Einsparung von gewaltigen Kosten im Gesundheitssystem die Belebung der Volkswirtschaft durch medizintechnische Industriegüter. Durch diese technischen Innovationen entstehen große neue Märkte und neue Arbeitsplätze z. B. in den Feldern der Mikrostrukturtechnik bzw. miniaturisierter Technik, der Lasertechnologie, der schnellen 3D-Bildgebung sowie des Großgerätebaus.
Diese eindrucksvollen und zukunftsweisenden medizinischen, technischen, industriellen sowie volkswirtschaftlichen Perspektiven eines humanen Einsatzes von High-Tech-Produkten dürfen uns aber nicht die Augen verschließen hinsichtlich der Gefahren, die durch den Missbrauch von Mikrotechniken und mikrotherapeutischen Verfahren eben auch entstehen können.
Ich hatte eingangs auf die Anstrengungen hingewiesen, die zurzeit an verschiedenen Orten der Erde unternommen werden, um

Biochips zu entwickeln und zu implantieren bzw. das menschliche Gehirn an Computer anzuschließen (siehe auch: H. Moravec: Mind Children: Der Wettlauf zwischen menschlicher und künstlicher Intelligenz, Hamburg 1990, S. 54 – 156). Diese Aktivitäten sind kein originäres Problem mikrotherapeutischer Verfahren, da auch mit konventionellen neurochirurgischen Methoden die Biochipimplantationen oder Computervernetzung des menschlichen Gehirns möglich wäre. Auch Marvin Minsky vom MIT (Massachusetts Institute of Technology), einer der Pioniere der Computerwissenschaft und der artificial intelligence, der sich in seinem Werk Mentopolis sehr ausführlich wissenschaftlich mit dem Thema Denken und Intelligenz auseinandergesetzt hat, hat konsequent diese Entwicklung am MIT mitgetragen. Er ist fasziniert von der Perspektive der menschlichen Evolution durch die Mensch-Computer-Verbindung und glaubt hier an Quantensprünge der Evolution bzw. zumindest an die Möglichkeit, unser Gedächtnis um ein Vielfaches zu erweitern bzw. das Gehirn nachzubauen (R. Trilling, Meinung von morgen. Marvin Minsky philosophiert über Mensch und Maschine. Übermorgen 7/1991, S. 12 bis 13).

Diese von keinem kritischen Gedanken getrübte und bisher relativ unwidersprochene Begeisterung findet ihren Niederschlag bereits auch in der Literatur. Neben halbwissenschaftlichen Werken existiert seit 1982 hierzu in den USA und seit 1987 in Deutschland ein florierender Science-Fiction-Markt, der diese Technik und die Mensch-Maschine-Schnittstellen, speziell die Mensch-Computer-Koppelung und die Programmierung von menschlichen Gehirnen, literarisch aufarbeitet und die Menschheit für solche Themen zu sensibilisieren versucht. Der Protagonist dieser Branche ist William Gibson, der mit einer Reihe von amerikanischen Literaturpreisen ausgezeichnet wurde.

Norbert Wiener, der Vater der Kybernetik und einer der führenden Köpfe am MIT, warnte schon sehr früh – in den sechziger Jahren – vor den Gefahren, die sich aus dieser Mensch-Maschinen-Technologie ergeben könnten, vor allen Dingen, wenn Persönlichkeit, Psyche und Gefühlswelt bzw. die gesamte Existenz des Menschen mit all ihren Reichtümern und Tiefen sich auf einen Haufen von Gleichungen und Informationstransfer reduzieren ließen. Er befürchtete, dass Menschen eines Tages zu Maschinen degradiert werden könnten. Da die Menschheit nicht reif für diese Entwicklungen sei, lehnte er die Mensch-Maschinen-Koppelung ab – er starb 1964.

An dieser Stelle kann die Gesamtproblematik, die sich hieraus ergibt, nicht umfassend behandelt werden. Aber eins ist klar: Diese Bio-Computer-Vernetzung sowie alle operativen Entwicklungen, die die Psyche bzw. das Bewusstsein verändern, dürfen zum heutigen Zeitpunkt der Menschheitsgeschichte nicht eingeführt werden. Jeder von uns trägt hier kulturelle und ethische Verantwortung. Die ewige Frage nach dem: »Was ist Leben, und was macht das spezifisch Menschliche aus?« wird wieder aktualisiert.

Um klare Bewertungs- und Handlungskriterien für die Zukunft zu bekommen, müssen daher für die Medizintechnik dringend zusätzliche Prüfungskategorien geschaffen werden. Ich schlage vor, für die Forschung und Entwicklung im Bereich der Mikrotechnik die Prüfungsanforderungen mit den Kriterien: *Sozialverträglichkeit* und *Umweltverträglichkeit*, wie sie in großtechnischen Bereichen üblich sind, einzuführen. Diese grundsätzlichen Prüfungen vor dem Einsatz neuer Technologien gehen auf K. M. Meyer-Abich zurück, der sich als Diplomphysiker und Professor für Naturphilosophie an der Universität Essen sowie als ehemaliger Senator für Wissenschaft und Forschung der freien und Hansestadt Hamburg in den letzten Jahrzehnten hier grundlegend engagiert hat. Diesen beiden Kriterien sollte darüber hinaus unbedingt ein neuer Begriff und weiteres Analysekriterium hinzugefügt werden: das Kriterium der *Menschenverträglichkeit*. Unter dieser Fragestellung müsste jede neue Technik, die unmittelbar auf menschliches Gewebe bzw. auf den Körper funktionell einwirken soll, von einem interdisziplinären Gremium geprüft werden. Dieses muss untersuchen, inwieweit ethisch unvertretbare und nicht korrigierbare Veränderungen durch den Einsatz neuer Technologien körperlich oder psychisch zu befürchten sind! Ebenso ist zu analysieren, ob das Menschsein selbst gefährdet wird. Hierzu müssen in internationaler Zusammenarbeit Kriterien erarbeitet werden, ob, wann und wie die menschliche Evolution systematisch geplant werden darf.

Techniken, die neben den üblichen menschlichen und ethischen Anforderungen nicht auch den oben genannten drei Kriterien entsprechen, müssen in der Zukunft von der Menschheit abgelehnt bzw. so lange weiterentwickelt werden, bis sie diesen Kriterien entsprechen. Es ist eine große Herausforderung, hierzu klare Grundlagen zu erarbeiten, da nicht alles, was machbar erscheint, in Zukunft auch unbedingt durchgeführt werden darf!

Zu begrüßen sind sicherlich Aktivitäten, die sich mit der Selbstvermehrung von Kleinstmaschinen befassen – schon aus ökologischen Überlegungen, wie oben beschrieben. Dieser Theorie von sich selbst reproduzierenden Miniautomaten haben sich schon in den fünfziger Jahren Konrad Zuse und John von Neumann gewidmet. Sie sollen unbedingt weiter verfolgt werden. Auch gegen sich selbst reproduzierende Chips, z. B. aus Eiweißen synthetisiert und zu einem Computer funktionsfähig zusammengebaut, ist aus denselben Gründen nichts einzuwenden, solange sie nicht in den Körper eingebracht und speziell mit dem Nervensystem gekoppelt werden. Auch die Miniaturisierung von konventionellen Techniken ist gewünscht, beispielsweise die Weiterentwicklung der Bandscheibenchirurgie durch Sonden und mit Kleinstfräsen/Lasern von 1 Nano-mm. Diese Technik bietet gegenüber den alten Verfahren viele Vorteile (schmerzarm, keine Narben, wenig Komplikationen, ambulant durchführbar), ohne dass alte Operationsmethoden vollkommen überflüssig werden. Diese Art der Mikrotherapie ist sicherlich menschenverträglich, da sie bewährte Vorgehensweisen nicht verändert, sondern nur verkleinert. Die Miniaturisierung von bekannten medizinischen Verfahren und die dazu benötigte Technik können mit ruhigem Gewissen weitergeführt werden. Konventionelle Operationsverfahren werden zukünftig mit miniaturisierten Eingriffen kombiniert bzw. durch diese zunehmend ersetzt. Die präzise dreidimensionale Kontrolle der Eingriffe und die mögliche Steuerung von Kleinstmotoren (Pumpen, Sauger u. a.) werden mit Hilfe der Computer- und Kernspintomographie an Monitoren erfolgen.

Das Ziel ist eine *patientenzentrierte, fürsorgliche Mikrotherapie mit Hilfe von menschenfreundlichen HighTech-Verfahren und -Produkten.* Hierzu muss auf eine integrative Zusammenarbeit zwischen Medizinern der verschiedenen Fachdisziplinen, Technikern, Ingenieuren, Naturwissenschaftlern und Geisteswissenschaftlern als Ausgangsforderung für eine medizintechnische Systementwicklung größter Wert gelegt werden. Nur so wird sichergestellt, dass grundsätzlich eine Patientenzentrierung der Therapie sowie eine menschenwürdige Medizintechnik realisiert werden kann. Die Möglichkeiten hierzu sind schon jetzt enorm und vielversprechend – die Teamarbeiten in speziellen Zentren müssten nur entsprechend gefördert werden. Eine gemeinsame Sprachentwicklung in den unterschiedlichen Disziplinen zum gegenseitigen Verständnis und das Akzeptieren des Andersdenkenden sind weltweit weitere Grundbedingungen, um solidarisch neue Dimensionen in der operativen Medizin entwickeln zu können.

Unter der Devise »*so wenig wie möglich, so viel wie nötig*« eine operative Medizin zu gestalten, wird daher die weitere Humanisierung der Chirurgie durch Mikroverfahren und Mikrostrukturtechnik nur integrativ und multidisziplinär realisiert werden können. Hierzu könnten wir Europäer – uns besinnend auf unser kulturelles Erbe – die Zukunft vorbildlich gestalten.

Diesem Problemsatz muss ein wissenschaftliches Weltbild zugrunde liegen, welches eine Synthese aus Geistes- und Naturwissenschaft sowie Kunst zur Grundlage hat. Nach dem Motto »Quidquid agis, prudenter agas et respice finem« ist an jedem Tag, in jeder Situation aufs Neue zu prüfen, ob die Forschungsinhalte und Entwicklungen ethisch, politisch, sozial- und umweltverträglich sowie auch menschenverträglich sind. Zu groß ist beim heutigen technischen Entwicklungsstand die Gefahr von irreversiblen Eingriffen mit unkontrollierbaren Folgen für die Evolution. Der ökonomische Gewinn darf unter diesen Gesichtspunkten der Zukunftsgesellschaft nur eine nachgeordnete Bedeutung haben und muss immer unter dem Aspekt der Menschenwürdigkeit beleuchtet werden. Die Utopie einer solidarischen High-Tech-Industriegesellschaft und der harmonischen menschlichen Evolution in einem ökologischen Miteinander von Mensch und Natur hat bereits Robert Havemann in seinem Buch »Morgen. Die Industriegesellschaft am Scheideweg« vorgezeichnet. Hier schließt sich der Kreis, der von Carl Friedrich von Weizsäcker beschrieben und bereits 1485 sinnbildlich als Harmonie des irdischen Lebens im Einklang mit der Natur von Hieronymus Bosch gemalt wurde.

Der Mensch ist Teil eines Gesamtkunstwerkes. Gefordert ist die tiefe Achtung vor diesem Kunstwerk: Leben.

Unser täglich Brot

Alles schmeckt gleich!

Ob Weizen-, Hafer-, Roggenbrot
Konservierungsbomben machen vieles tot,

Nicht nur Geschmack, auch das Mehl –
Fertigmischungen sind das Fehl.

Kein Wasser im Mund,
kein lieblicher Duft,
da alles verpufft
noch zur selben Stund.

Mit knackigen Krusten,
ein duftendes Brot,
ist herzhaft lebendig,
bei weitem nicht tot.

Ob Dinkel, Soja, Kürbiskern,
diese Brote mögen alle gern.

Sorgsame Pflege des Mutterteigs
schafft eine neue Kultur des Laibs.

Echt lecker!

Brotkenner aller Länder
vereinigt Euch!

2009

Das Verschreibungskarussell

Eine Aufforderung zum Ausstieg

Was die meisten Menschen zum Arzt führt, sind Schmerzen bzw. Veränderungen von Körperfunktionen. Den Menschen die Schmerzen zu nehmen ist eine ärztliche Verpflichtung. Ebenso sollte es aber als ärztliche Verpflichtung empfunden werden, bei jeder Therapie so wenige Risiken wie möglich einzugehen. Das heißt, all unser Bestreben sollte dahin gehen, Mittel und Methoden einzusetzen, die ganz gezielt auf den jeweiligen Schmerz gerichtet sind und nicht nur großflächig angreifen, um ihn sozusagen zufällig mit zu treffen. Das geht leider nicht immer, aber es ginge doch sehr viel öfter als landläufig angenommen wird. Aufseiten der Ärzte wie aufseiten der Patienten wird da noch immer viel zu viel in Kauf genommen, werden Nebenwirkungen als notwendiges Übel kleingeredet. Tatsächlich und entgegen mancher Beteuerung haben wir uns nämlich daran gewöhnt, auf die schnelle und vermeintlich sichere Wirkung aller möglichen Medikamente zu setzen, ohne viel über die Alternativen einer komplexeren, individuell kombinierten Behandlung mit verschiedenen Methoden nachzudenken.

Diese Entwicklung sollte uns alarmieren, zumal es sich vor allem um eine politisch gewollte zu handeln scheint. Jedenfalls hat ihr die Politik Vorschub geleistet, indem sie vor wenigen Jahren zum Beispiel entschied, Massagen und andere physiotherapeutische Anwendungen nur noch eingeschränkt zu übernehmen, und noch immer zu häufig die Kostenübernahme für andere naturheilkundliche Behandlungsverfahren abgelehnt wird. Ein ganzheitlicher therapeutischer Ansatz erfordert aber geradezu das integrative Zusammenwirken der ärztlichen und nichtärztlichen Fachdisziplinen. Statt vorausweisende Zeichen zu setzen, wurden Blockaden errichtet, als hätte es gegolten, einer allmählichen Rückbesinnung auf die klassischen und durchaus wirkungsvollen Heilmethoden traditioneller Verfahren rechtzeitig vorzubeugen. Warum das sein musste, bleibt unerfindlich. Wem hätte damit geholfen werden können? Den Patienten gewiss nicht. Sie wurden mehr denn je zum Verbrauch von Medikamenten veranlasst. Und die Kassen? Sie haben die Kosten zu tragen. Was sie bei den Massagen einsparen, müssen sie, salopp gesagt, bei den Pillen wieder zusetzen. Und was die Kassen nicht tragen, wird eben privat verschrieben. Das Geschäft mit verschreibungspflichtigen Tranquilizern zur Behandlung von Schlafstörungen boomt, unbemerkt von der Öffentlichkeit.

Aber das allein ist es nicht. Schwerer noch als das kurzsichtige Wirtschaften wiegt die langfristige Überbewertung medikamentöser Behandlung in ihrer herkömmlichen Form. Es ist ja nicht nur so, dass den traditionellen, auch naturheilkundlichen Verfahren in unserem Gesundheitswesen nach wie vor zu wenig Bedeutung beigemessen wird. Auch neuere und neueste Behandlungsmethoden werden oft nur zögerlich aufgegriffen, nicht selten boykottiert, sei es aus fachlichem Konkurrenzdenken oder aus bürokratischem Starrsinn. So könnten wir in großen Bereichen der Schmerzbehandlung, beispielsweise bei den Rückenleiden oder der Tumorbehandlung, heute schon mit sehr viel geringeren Schmerzmitteldosierungen sehr viel mehr erreichen, wenn die Möglichkeiten körperorientierter Behandlungsmethoden oder gar der Mikrotherapie konsequent genutzt wür den. Können wir doch dabei mit minimal-invasiven Eingriffen schmerzstillende oder -lindernde Medikamente genau dahin bringen, wo sie wirken sollen, etwa an den Bandscheiben. Dieses Setzen lokaler Depots reduziert die Dosierung, schont andere Bereiche und erhöht zugleich die Wirkung; es macht vieles überflüssig, an dem unser Gesundheitswesen festhält, als müsse das Verschreibungskarussell ständig in Schwung gehalten werden, ungeachtet der Gefahr eines potenzierten Medikamentenkonsums.

Dabei weiß man doch längst, dass wir komplexere Behandlungsstrategien brauchen, natürlich unter Einschluss all dessen, was die Pharmakologie ermöglicht, aber eben auch im Zusammenspiel mit traditionellen Methoden der Heilkunst sowie mit den neuesten Errungenschaften medizinischer Forschung. Alle Einwände, die dagegen kommen, halten keiner ernsthaften Prüfung stand. Weder ist der Einsatz jahrhundertlang bewährter Heilmethoden heute zu langwierig noch sind Verfahren wie die Mikrotherapie zu teuer, zumal bisher stationär durchgeführte Leistungen dadurch in den ambulanten Bereich verlagert und durch minimale Verletzungen von Geweben schnelle Rekonvaleszenz und Gesundung möglich werden. Schmerz mit möglichst wenigen Medikamenten zu bekämpfen verlangt nicht die medizinische Quadratur des Kreises, nur ein abgestimmtes Zusammenwirken, die Bereitschaft zu einer Individualtherapie, die auf alle Bereiche der Heilkunst zugreift, die eher die intelligente als die grobe Lösung sucht. Selbst die Pharmaindustrie sieht das unterdessen so. Auch ihre Glaubwürdigkeit hängt heute am schonenden Einsatz der Medikamente. Auch ihr kann am Ende nicht daran gelegen sein, dass die Arztpraxen zu eindimensional agierenden Umschlagplätzen ihrer Produkte werden. Niemand will, dass der Arzt unversehens in die Rolle des Dealers gerät. Um das zu verhindern, müssen wir alle über den Tellerrand schauen: die Ärzte, indem sie vielschichtiger behandeln, die Politiker, indem sie die Freiheit dazu bieten, und die Patienten, indem sie sich mehr Zeit für ihre Gesundheit nehmen. Das Recht auf eine Behandlung, die uns vor Schmerzen schützt oder von ihnen befreit, muss persönlich wahrgenommen werden. Kein Arzt kann es einem verschreiben, kein Apotheker kann es verkaufen, wie gut sein Lager auch mit Schmerzmitteln oder Psychopharmaka gefüllt sein mag.

Naranja – Orangen

Betörender Hauch
süssester Süsse
und
sinnlichster
Couleur

Kaum
die Lippen
berührt,
schon
explodiert

der Wahnsinn
ekstatischer
Frische

inmitten

berauschter
Unendlichkeit
taumelnder
Sinne
(Neurone)

Wer würde nicht vergehen?

2012

Das Kreuz mit dem Kreuz

Eine kleine philosophische Rückenkunde

Was wären wir ohne die tragende Kraft unseres Rückens? Er hat uns aufgerichtet, mit dem aufrechten Gang sind wir Menschen geworden. Erst nachdem wir die Hände freibekommen hatten, waren wir in der Lage, zielgerichteter tätig zu werden, Hand und Kopf zu verbinden. Die Evolution entfernte uns vom Tierreich, bis wir schließlich mit Kultur und Zivilisation zu uns fanden. Der Rücken hatte es möglich gemacht. Und da mag es rückschauend wie eine Ironie der Menschheitsgeschichte anmuten, dass der Rücken unter eben dieser Zivilisation zu leiden hat wie kaum ein anderer Teil unseres Körpers. An dem glücklich errungenen Fortschritt hat er im wahrsten Sinne des Wortes schwer zu tragen. Nicht nur Fehlhaltungen bei der Arbeit, mangelnde Bewegung, Übergewicht oder große Lasten, die wir ja nur noch gelegentlich heben müssen, machen ihm zu schaffen. Auch der Stress, psychischer Druck, Mobbing und andere Ängste mehr, alles, was die Hektik des modernen Alltags mit sich bringt, bekommen wir im Kreuz zu spüren.

Gefühle verändern die Muskelspannung. Menschen, die »die Zähne zusammenbeißen«, verspannen sich im Bereich der oberen Halswirbelsäule. Wer viel ertragen muss, viel »auf dem Buckel« oder die »Angst im Nacken« hat, hebt unbewusst die Schultern. Manchem wird »das Kreuz gebrochen«, andere »ziehen den Schwanz ein« und versteifen im unteren Rückenbereich. 70 Prozent der Rückenleiden haben keine klare Diagnose. Feststeht nur, dass es in über 80 Prozent der Fälle akuter Rückenschmerzen muskuläre Verspannungen sind, die ursächlich wirken, während die vielfach vermuteten Verschleißerscheinungen gerade mal mit 10 und die Bandscheibenvorfälle gar nur mit 4 Prozent zu Buche schlagen.

Verantwortlich dafür ist die enge Verbindung der Muskulatur mit unserem limbischen System, dem »Gefühlsorgan« des Gehirns. Deshalb ist es auch nicht verwunderlich, dass bei 80 bis 90 Prozent der Patienten die chronischen Rückenschmerzen mit leichten depressiven Zuständen verbunden sind.

Das alles weiß man, gewiss. Hier wird kein Geheimnis gelüftet, keine Erkenntnis verkündet, die verwundern oder gar überraschen müsste. Erstaunen muss nur der Umstand, dass dieser Erkenntnis in der Praxis so selten Rechnung getragen wird. Sollte das vielleicht daran liegen, dass es dazu tieferer Einsichten bedürfte, als sie die Verfahren hochentwickelter Medizintechnik eröffnen können? Die Vermutung zumindest ist naheliegend, denkt man daran, dass wir es heute mit einer vorrangig naturwissenschaftlich geprägten und körperorientierten Medizin zu tun haben. Was die modernen High-Tech-Geräte so präzise zeigen, sind aber oft und insbesondere beim Rücken nur Darstellungen der Folgen, nicht der Ursachen, auch nicht des komplexen Zusammenspiels von Muskeln, Sehnen und Bändern sowie der feinen Nervenverbindungen zu den inneren Organen. Funktionelle Beschwerden lassen sich weder bildlich noch labormäßig erfassen. Hier bedarf es anderer Methoden und historischer Einsichten. Ist doch der Rückenschmerz zumeist ein Krankheitsphänomen, das aus dem unmittelbaren Aufeinandertreffen von Vorgeschichte und Gegenwart resultiert. Denn noch immer reagieren wir auf aktuelle Bedrohung und Überforderung mit der gleichen Abwehrhaltung wie unsere Vorfahren: Der Rücken spannt sich, wir sind auf dem Sprung, muskulär disponiert für die Flucht oder den Angriff. Da wir aber, zu Menschen geworden und zivilisatorisch gezügelt, nicht mehr wirklich wegspringen können, keine Chance besteht, die Spannung in der Aktion zu lösen, manifestiert sich die spontane Reaktion zum schmerzhaften Dauerzustand. Und damit nicht genug. Um die Pein zu vermeiden, nehmen wir unbewusst eine Schonhaltung ein. Es kommt zu einseitiger Belastung mit neuer Anspannung. Selbst weiter entfernt liegende Muskelgruppen oder Organe bekommen das zu spüren; chronische Schmerzzustände können so entstehen.

Was dann in der Regel folgt, ist die rein körperliche Untersuchung. Und wo das zu keiner eindeutigen Diagnose führt, da dient die ärztliche Vermutung zum Ansatz der Therapie. Ihr Ziel ist häufig der schnelle Sieg über die Symptome, über den Schmerz. Doch das alles bleibt, so nötig und hilfreich es sein mag – und abgesehen auch von Lähmungen oder großen Bandscheibenvorfällen, die meist als Notfälle operiert werden müssen –, nur allzu oft Stückwerk, ein Erfolg von begrenzter Dauer, solange es nicht gelingt, zu den tieferen Ursachen vorzudringen. Nur jeder dritte Patient hat nach sechs Monaten Therapie weniger Schmerzen, und dann auch nur um ein Drittel weniger.

Eine Änderung der inneren Haltung, die auf Erkenntnis des Problems fusst, würde Linderung schaffen und den Heilungsprozess unterstützen. Nur wer die Ängste oder die Lasten kennt, die unseren Rücken verspannen, kann die verkrampfenden Auswirkungen lindern. Die ständige Fehlhaltung am Computer zum Beispiel lässt sich nicht wegoperieren, sie muss geändert werden. Dieser Ansatz würde uns manche Behandlung ersparen, den Ärzten wie den Patienten. Eine Vielzahl der Bandscheiben-

und Versteifungsoperationen, die jährlich in Deutschland durchgeführt werden, wäre vermeidbar, wenn es uns endlich gelänge, eine ganzheitliche Behandlung zum Standard der Rückenmedizin zu machen. Davon aber sind wir weit entfernt. Immer noch wird eines der größten Volksleiden überwiegend somatisch, nicht auch psychosomatisch oder gar psychosozial betrachtet und behandelt. Viel zu sehr haben wir uns daran gewöhnt, den Körper mechanistisch zu verstehen, als ein handwerklich reparables Räderwerk. Die Geschichte des Rückens aber ist eine andere. Die Haltung, die wir ihm körperlich wie emotional verdanken, bedarf psychischer und sozialer Stärkung. Wo diese Kraft fehlt, drohen wir in einer gleichsam umgekehrten Evolution zu degenerieren. Die Verkrampfung, das unverstandene Reagieren wird zum Normalfall, der aufrechte Gang vom Leben gebeugt.

Schwarze Gedanken, zivilisationsmüder Pessimismus? Mitnichten, sieht man, dass es nicht mehr nur die Älteren sind, die über das Kreuz mit dem Kreuz klagen. Auch 68 Prozent der Zehn- bis Sechzehnjährigen haben heute bereits Rückenprobleme. Noch vor wenigen Jahren wäre das unvorstellbar gewesen, ebenso wie die Tatsache, dass die Zahl der Rückenerkrankungen überhaupt stetig ansteigt, um 25 Prozent allein in den letzten 10 Jahren, die die neueste Erhebung der Betriebskrankenkassen umfasst. Keine andere Zivilisationskrankheit, von den Folgen des Bluthochdrucks abgesehen, hat unterdessen derartige Ausmaße erreicht. Schier unübersehbar sind die volkswirtschaftlichen Auswirkungen. 23 Milliarden jährlich kosten die Behandlungen, Tendenz steigend. Nicht zu reden von den 27 Milliarden, die durch rückenbedingte Arbeitsunfähigkeit anfallen. Auch von daher ist es höchste Zeit umzudenken, in der Medizin wie in der Gesundheitspolitik.

Wo und wann immer Rückenschmerzen auftreten, bedarf es

einer ganzheitlichen Analyse und eines Behandlungskonzepts von »leicht nach schwer«. Gefordert ist zuerst das solidarische und multidisziplinäre Zusammenwirken von Hausarzt, Krankengymnasten, Osteopathen, Manual- und Sporttherapeuten, Naturheilkundlern und Therapeuten psychischer Disziplinen. Erst danach ist der invasive Ansatz zu wählen, seien es Injektionen, Mikrotherapie oder Operation. Doch auch das wäre noch nicht genug. Hinzukommen müssen vorbeugende Maßnahmen, nationale Vorsorgeprogramme mit Fitnesskampagnen und einer Aufklärung, die schon bei den Kindern in den Schulen ansetzt.

Der Rückenschmerz muss nicht länger der Preis für den glücklich errungenen Fortschritt sein. Nicht, wenn wir die Errungenschaften der Zivilisation von der Philosophie bis zur Technik – all das, was wir der tragenden Kraft unseres Rückens verdanken – zu einem Netzwerk ganzheitlicher Medizin zu verbinden, mit Schulmedizin und Naturheilkunde, mit Herz und High-Tech. Der aufrechte Gang sollte uns das wert sein. Unser Rücken hat es verdient.

Tanz dich frei

genussvoll
eintauchen
in die Musik

ekstatisch
vereinigen
mit dem Rhythmus

meditativ
versenken
im Nichts

orgiastisch
entladen
in unendlicher Bewegung

hineinschlüpfen
eben in diese
körpergeistige
Auflösung

schwerelos

in gefühlte
Gefühlslosigkeit

Raum und Zeit lösen sich auf …

… in individueller
Ästhetik und Freiheit

2009

Hand aufs Herz oder
Fürsorge statt Katheter

Eine Diagnosekritik

Nicht jedes Herz, das schmerzt, muss gleich mit dem Herzkatheter untersucht und behandelt werden. Oft wäre dem Patienten allein schon mit der verständnisvollen Nachfrage geholfen. Kommt die Beklemmung der Herzen in vielen Fällen doch von dem, was auf den Seelen lastet, von Angst, negativem Stress und anderem psychischem Druck, von Irritationen, die kein Gerät aufzeichnen kann. Jeder oder fast jeder weiß das, und neuere Studien haben es vielfach bewiesen. Die Ärzte allemal kennen den Zusammenhang, das Wissen darum gehört längst in den Bereich fachlicher Selbstverständlichkeiten, einerseits. Aber, so muss man andererseits fragen, wird dem in der alltäglichen Praxis auch immer Rechnung getragen, handeln wir auch danach? Oder sind wir – Hand aufs Herz – nicht allzu oft verführt, uns die vermeintlich sicheren Befunde vom Einsatz der Gerätemedizin zu versprechen? Setzen wir nicht lieber auf die Technik, als dass wir uns auf das langwierigere Gespräch einlassen, uns auf den wankenden Boden einer sehr persönlichen oder gar psychosozialen Untersuchung begeben, von der anscheinend keine messbaren Ergebnisse, keine eindeutigen »Daten«, keine harten Fakten zu erwarten sind? Und wird das nicht in einem gewissen Sinne sogar von den Patienten so erwartet? Ist es nicht so, dass ihr Vertrauen in die ärztliche Betreuung in dem Maße steigt, in dem sich der technische Aufwand der Behandlung erhöht? Und gilt das nicht umso mehr, wenn es um das zentrale Organ unseres Lebens geht, um das immerfort schlagende Herz?

Jeder Stich, jedes Rasen, jede Beklemmung, die wir da fühlen, weckt die Angst in uns. Unversehens geraten wir in Panik. Wir sind alarmiert. Wir wollen die bestmögliche Hilfe und denken dabei zuerst an die technischen Errungenschaften der medizinischen Forschung. Geradezu mythische Erwartungen scheinen sich in aller Regel daran zu knüpfen. Das ist die logische Konsequenz unseres Denkens in einer Epoche, die wie keine zuvor dominiert wird von den großartigen Erfolgen technischer Entwicklung. Was sie der Medizin gebracht hat, steht außer Frage; die Rettung unzähliger Menschenleben wäre ohne sie, ohne Röntgen, ohne Schnittbildtechnologie oder Herzkatheter undenkbar. Und dennoch birgt das Ganze, diese unbewusst wachsende Präferenz des technisch Machbaren in der Medizin, auch Gefahren. Wo sie zur Fixierung wird, kann sie Irrtümern Vorschub leisten, gerade bei der Behandlung von Herzbeschwerden. Denn nicht jede Störung des Rhythmus', nicht alles Herzleiden lässt sich so nachweisen. Moderne technische Diagnostik allein gibt keine absolute Sicherheit und muss stets eingebunden sein in die ganzheitliche Bewertung der Beschwerden durch den Arzt.

Nicht bei jedem Patienten, der mit Herzstechen und Panikattacken ins Krankenhaus kommt, müssen das EKG oder die Katheter-Untersuchung auffällige Ergebnisse zeigen. Ganz abgesehen davon, dass es sehr oft angezeigter, auch kostengünstiger wäre, die schonende und ambulant durchzuführende Schnittbildtechnologie anzuwenden, weil so zum Beispiel eine Minderdurchblutung des Herzmuskels auch ohne Strahlenbelastung und die möglichen Komplikationen einer Herzkatheteruntersuchung zu beurteilen wäre. Ganz abgesehen von solchen Einwänden, wird eben immer noch viel zu selten bedacht, dass das Herz, obwohl es selbst intakt ist, als Schmerzorgan reagieren kann. Diese funktionellen Beschwerden, verursacht etwa durch negativen Stress, Angst oder Depression sowie durch Stoffwechsel- oder hormonell bedingte Regulationsstörungen, sind nach wie vor eine weithin unterschätzte Gefahr, deren technisch gestützte Fehldiagnose Krankheiten – nicht nur des Herzens – mit schlimmsten Konsequenzen nach sich ziehen kann.

Geradezu sprichwörtlich geworden ist in dem Zusammenhang der »Heldentod der Führungskräfte«, also der Herzinfarkt stressgeplagter Manager. Unterdessen wissen wir allerdings, dass es heute gar nicht mehr die Manager sind, die diese traurige Statistik anführen. Die Zahlen belegen vielmehr: das tödliche Herzinfarktrisiko eines Arbeiters am Fließband ist dreimal so hoch wie das seines gleichaltrigen Direktors. Überhaupt sind es mittlerweile die sozial benachteiligten Menschen aus unteren Schichten, die Gefahr laufen, einen Herzinfarkt zu erleiden, weil sie sich weniger bewusst ernähren, seltener Sport treiben, häufiger übergewichtig sind, öfter rauchen und viel weniger selbstbestimmt leben. Chronischer Job Strain beispielsweise, also der emotional belastende Stress, am Arbeitsplatz nicht das in Selbstverantwortung realisieren zu können, was den eigenen Fähigkeiten und Wünschen entspricht, steigert das Risiko, eine Herzerkrankung oder gar einen Herzinfarkt zu erleiden, um ein Vielfaches. Ganz anders dagegen das Bild bei den Spitzenmanagern, die über die Jahre immer gesundheitsbewusster geworden sind. Manche von ihnen leisten sich inzwischen sogar ihren eigenen Fitnesstrainer. Andere schaffen es auch so, trotz vollem Zeitplan und Wirtschaftskrise noch regelmäßig Sport zu treiben und sich gesund zu ernähren, ihr Herz mit Vernunft zu schonen. Dieser Vergleich soll nun aber keineswegs darauf hinauslaufen, die eine gegen die andere Gesellschaftsschicht auszuspielen oder gar den persönlichen Fitnesstrainer zum gesellschaftlichen Ideal zu erheben und womöglich eine Neiddebatte zu entfachen. Darum geht es nicht. Zu verdeutlichen war nur eine Entwicklung, die zeigt, dass »unsere Herzprobleme« vielfältige, nicht immer organisch bedingte und datenmäßig erfassbare Ursachen haben. Darüber müssen wir nachdenken, dem müssen wir ärztlich Rechnung tragen. Über 700 000 Herzkatheter-Untersuchungen pro Jahr allein in Deutschland (Tendenz steigend) sind zwar eine stolze, aber auch kritisch zu betrachtende Zahl, bedenkt man, wie viele therapeutische Gespräche, wie viele weiterführende Behandlungen dafür womöglich unterblieben sind. Die Herzkatheter selbst werden doch viel zu oft (in 70 Prozent der Fälle) nur diagnostisch und nicht auch therapeutisch, zur Erweiterung verengter Gefäße genutzt. Nachfolgende Bypass-Operationen werden notwendig, weil nicht minimal invasiv mit einer Herzkranzgefäßerweiterung zu einem früheren Zeitpunkt eingegriffen worden ist.

Gerade angesichts der Zunahme von Herzbeschwerden in den breiteren Gesellschaftsschichten muss eine Praxis alarmieren, in der eine Vielzahl der Patienten sozusagen technologisch abgefertigt wird, mit oftmals überflüssigen High-Tech-Untersuchungen. Das können wir uns auf Dauer nicht leisten, nicht als Gesellschaft und nicht als Ärzte. Denn: Jedes Herz, das schmerzt, braucht immer und zuerst menschliche Zuwendung; einen Katheter dagegen braucht es seltener.

Schweinegrippe, Vogelgrippe und demnächst?

Ein Aufruf zur Besonnenheit

Das Thema hat Kabarettreife erlangt, nicht irgendwo auf der Bühne dubioser Possenreißer, sondern in der neuen Late-Night-Show von Harald Schmidt. »Wir in den Medien«, sagte der scharfzüngige Spötter, »haben das Recht, dass diese Grippe im Herbst richtig ausbricht.« Das war eine letzte Warnung, kein abgeschmackter Zynismus, wie er dem Kabarettisten gern unterstellt wird, eher schon ein Wink mit dem Zaunpfahl. Wenn es noch eines Anstoßes bedurft haben sollte, der neuesten Grippe-Inszenierung zu misstrauen, darauf lieber mit Skepsis als mit Angst zu reagieren, dann wurde er durch die Satire gegeben. Für mich stand freilich schon vorher fest, dass ich mich nicht impfen lasse, obwohl ich mich impfen lasse. Was das heißen soll? Ganz einfach, wie jedes Jahr werde ich mich zum Schutz vor der ganz normalen Wintergrippe mit einem erprobten Impfstoff behandeln lassen. Denn immerhin fallen dieser Krankheit, der saisonalen Influenza, Jahr für Jahr 500 000 Menschen zum Opfer. Allein in Deutschland erlagen ihr in den letzten Jahren bis zu 20 000 jährlich. Das sind siebenmal mehr, als bis heute weltweit an den Folgen der Schweinegrippe gestorben sind. Dies allein wäre jedoch noch kein Grund, der Kampagne zur Schweinegrippeschutzimpfung zu misstrauen und das Angebot zu dieser Impfung nicht anzunehmen, wie ich es für mich entschieden habe.

Natürlich weiß ich, welche Bedeutung der Impfung generell zukommt. Die Erfindung unterschiedlichster Impfstoffe und ihre flächendeckende Anwendung haben die Menschheit von Seuchen und Epidemien befreit, tödliche Risiken beherrschbar gemacht. Man denke nur an die Pocken, an Diphterie, Hepatitis, Kinderlähmung, Tetanus und eben auch immer mehr an die landläufige, gar nicht so ungefährliche Grippe. Nur wurden die dabei eingesetzten Medikamente, die Seren, auf Grundlage intensiver Forschung und genauer Kenntnis der jeweiligen Krankheit ständig weiterentwickelt. Aber was wissen wir bisher über die Schweinegrippe? Genug, um ad hoc ein Serum zu entwickeln, das bei beherrschbaren Nebenwirkungen den gewünschten Erfolg garantiert? Und wie groß ist die Gefahr dieser Krankheit eigentlich? Immerhin sind die ersten Fälle von Schweinegrippe schon 1976 bekannt geworden. Und dass es bisher zu keiner größeren Ausbreitung, geschweige denn zu einer Pandemie kam, das alles könnte doch auch ein Anzeichen dafür sein, dass wir über eine »natürliche« Immunstärke gegen diese Krankheit verfügen. Müssten wir darüber nicht erst Gewissheit erlangen, bevor wir unter politischem Druck hektisch werden und auf die Schnelle Impfstoffe entwickeln, vor denen viele Ärzte jetzt schon warnen, weil noch gar nicht absehbar sein kann, mit welchen Nebenwirkungen ihre Anwendung verbunden sein wird, etwa bei Schwangeren oder Herz-Kreislauf-Patienten? Selbst die Bundeswehr ist derart irritiert, dass sie andere Impfstoffe als die von der Politik für die Bevölkerung empfohlene bestellt.

Bei einem derartigen, immer öfter geübten gesundheitspolitischen Aktionismus stellt sich die Frage, ob nicht die Gesellschaft als Experimentierfeld missbraucht wird. Panik entsteht unversehens. Politiker diskutieren über die Kosten einer kurzfristig anberaumten Volksimpfung. Betriebswirte nehmen die Sache in die Hand. Kaum jemand denkt noch an seriöse medizinische Aufklärung oder die dringend notwendige Anleitung zur Verbesserung der eigenen Immunität. Wo wir Sicherheit brauchten, sorgen Gerüchte und Vermutungen für Verunsicherung. Alle reden über etwas, von dem keiner Genaues zu sagen weiß. Furcht vor dem Ungewissen weckt Misstrauen. Wer jetzt noch niest, hat sich die Folgen selbst zuzuschreiben. So einen will man eigentlich nicht mehr neben sich haben, nicht im Büro und gleich gar nicht auf dem Flug in den Urlaub.

Sicher, die Darstellung ist übertrieben, bewusst zugespitzt, aber sie mag doch verdeutlichen, in welcher Gefahr wir wirklich schweben. Immer aufs Neue lassen wir uns in den Bann bislang unbekannter oder kaum beachteter Bedrohungen ziehen und vergessen dabei, uns vor den wirklichen Bedrohungen zu schützen, nur weil sie keinen Aufsehen erregenden Neuigkeitswert mehr haben. Sollte es jetzt, in zwei Wochen, zu der staatlich geförderten Impfung gegen die Schweinegrippe kommen, müssen die Ärzte, Gesundheitsämter und Krankenhäuser befürchten, dem Ansturm nicht gewachsen zu sein, während gleichzeitig zu wenige Menschen zur Impfung gegen die ganz normale, aber erwiesenermaßen gefährliche Wintergrippe kommen, von der Impfmüdigkeit gegen andere Erkrankungen wie die Masern ganz zu schweigen.

Die Ausgaben in dreistelliger Millionenhöhe zur aktionistischen Schweinegrippen-Impfung hätte man sich für Aufklärungsaktionen, Vorsorgemaßnahmen und für eine Aktion zur Impfung gegen die saisonale Grippe gewünscht.

Ob das alles ein Werk der Pharmaindustrie ist, ob sie die Kampagnen schürt, um ihr Geschäft mit der Produktion neuer Impfstoffe zu machen, sei hier dahingestellt. Denn was hätte die Industrie schließlich von derartig kurzlebigen Produktionszyklen im Rhythmus immer schneller aufeinanderfolgender Pandemie-Ausrufungen. Dass es schwarze Schafe auch in dieser Branche gibt, ist unbestritten. Man denke nur an den Fall einer Schweinegrippe-Impfstoff produzierenden Firma, die das Risiko »des zufälligen Untergangs und der zufälligen Verschlechterung des Pandemie-Impfstoffs« auf die Länder übertragen will, um sich selbst damit »gesamtschuldnerisch frei von Schadensansprüchen« zu stellen. Ein solcher Vorgang zerstört Vertrauen in Politik und Industrie.

In jedem Fall aber erscheint mir die Anfälligkeit unserer Gesellschaft für Hiobsbotschaften jeglicher Art sehr bedenklich. Nicht, dass wir drohende Gefahren nicht ernst nehmen sollten; da darf nichts klein geredet werden. Das gilt für den Rinderwahnsinn wie für die Vogelgrippe. Haben wir schon vergessen, welch unglaubliche Menge von Vögeln und Hühnern damals vernichtet wurden, wie fast Panik darum ausbrach, ob ausreichende Mengen des abwehrsteigernden Neuramidase-Medikaments Tamiflu® vorrätig sind? Auch in diesem Fall hat die Politik nicht unerhebliche Lagerbestände in Auftrag gegeben. Müssten nicht wir Ärzte viel mehr die Patienten an die Hand nehmen und sie umfassend beraten, um der Irritation und der dadurch möglicherweise beschleunigten Impfmüdigkeit der Bevölkerung entgegenzuwirken? Denn mit Panikreaktionen ist der Schweinegrippe nicht beizukommen. Sie könnten uns am Ende noch dazu verführen, ganze Tier-Populationen abzuschlachten, ohne die ersehnte Sicherheit wirklich zu erlangen. Wer weiß heute schon, ob nicht auf die Schweine- bald eine Mäuse- oder Goldfischgrippe folgt? Ganz abgesehen davon, dass die meisten Fälle von Schweinegrippe bisher einen weniger dramatischen Verlauf zeigen.

Bei aller gebotenen Vorsicht, je mehr wir uns von den Horror-Meldungen treiben lassen, desto mehr laufen wir Gefahr, in die Abhängigkeit zu geraten, anfällig zu werden, weil wir in der geschürten Furcht vor unbekannten Bedrohungen vergessen, uns vor dem zu schützen, was uns viel unmittelbarer anfallen kann. Deshalb plädiere ich neben der notwendigen Aufklärung für die Impfung und warne zugleich vor dem Impf-Event.

Verstandesherz

Selbst
wenn
der VERSTAND
messerscharf

der
Wortschatz
allumfassend

Worte
präzise
gewählt

Sätze
brillant
formuliert

und

Geschichten
umfassend
erzählt

Nichts
versteht
so gut
wie
das

HERZ

2009

Druck- und Bildnachweis

Kunstwerk Leben
Ein kulturhistorischer Exkurs zum Verhältnis von Kunst und Medizin
als gekürzte Fassung unter dem Titel »Kunstwerk Mensch« erschienen in WELT AM SONNTAG am 27. Februar 2011

Schulmedizin, Hokuspokus und Naturheilkunde
Ein notwendiger Vermittlungsversuch
erschienen in Jameda 2009, Gesundheitsportal im Internet

Herz und Seele
erschienen in Dietrich Grönemeyer, DEIN HERZ – Eine andere Organgeschichte, Frankfurt am Main 2010

Über das Altern
Festrede Deutsche Alzheimer Gesellschaft Dortmund, 8. März 2006

Die Nagelprobe der Demenz
Gedanken zum Glück des längeren Lebens
erschienen in Jameda 2009, Gesundheitsportal im Internet

Umdenken hat seine Zeit
Eine Kanzelrede
Ansprache in der Christuskirche zu Harpstedt, 17. Juni 2007

Hausärzte
Festvortrag 15. Hausärztetag am 6. Juli 2007 in Würzburg

Ärzte und Patienten sind Partner
Plädoyer für eine neue Verantwortungsgemeinschaft
erschienen in Jameda 2009, Gesundheitsportal im Internet

›Eine einzige Tablette‹ – Contergan
Gastkommentar im Newsletter der Filmstiftung NRW,
24. Oktober 2007

Die dunkle Seite der Spitzentechnologie
erschienen in Süddeutsche Zeitung, 27. Juni 2011

Robinson Crusoe
erschienen in DIE ZEIT, 21. April 2004

Freude meines Herzens
Eine kleine Wortgeschichte
erschienen in Duden. Das Lieblingswörterbuch, Mannheim
2011

Bürger des Ruhrgebietes 2000
Eine Dankesrede
Ansprache 10. November 2000 Bochum

Raus aus dem Teufelskreis!
Gesundheitswirtschaft überwindet die Kostendebatte
erschienen in Jameda 2009, Gesundheitsportal im Internet

Gib mich die Kirsche
erschienen in Hermann Beckfeld & Werner Boschmann
(Hg.), ... der Boss spielt im Himmel weiter. Fußball-Geschich-
ten aus dem Ruhrgebiet, Bottrop 2006

Scheinheiligkeit im Endstadium
erschienen in Süddeutsche Zeitung, 21. Oktober 2009

Auch Indianer haben Schmerzen!
Ein medizinischer Vorschlag zur Ergänzung des Grundgesetzes
erschienen in Jameda 2009, Gesundheitsportal im Internet

Für eine menschenverträgliche Medizin
Auszug aus dem Habilitationsvortrag Universität Witten / Herdecke 1991, Sonderdruck, Perspektiven. Zeitschrift für Wissenschaft, Kultur und Praxis, Nr. 97, 1991

Das Verschreibungskarussell
Eine Aufforderung zum Ausstieg
erschienen in Jameda 2009, Gesundheitsportal im Internet

Das Kreuz mit dem Kreuz
Eine kleine philosophische Rückenkunde
erschienen in Jameda 2009, Gesundheitsportal im Internet

Hand aufs Herz oder Fürsorge statt Katheter
Eine Diagnosekritik
erschienen in Jameda 2009, Gesundheitsportal im Internet

Schweingegrippe, Vogelgrippe und demnächst?
Ein Aufruf zur Besonnenheit
erschienen in Jameda 2010, Gesundheitsportal im Internet

Photo No. 1, Mallorca 2012, © Susanne Petersen

Photo No. 2, Bochum 2005, © Klaus Reinelt

Photo No. 7, Dietrich Grönemeyer als Chefredakteur der Schülerzeitung »Forum« im Gespräch mit Professor Dr. Norbert Eigen. Das Interview wurde am 28. September 1968 im Gymnasium am Ostring in Bochum geführt, Professor Manfred Eigen (geb. 9. Mai 1927 in Bochum) war selbst Schüler dieses Gymnasiums. 1967 erhielt er den Nobelpreis für Chemie (für seine Arbeiten zur Geschwindigkeitsmessung von schnellen chemischen Reaktionen).

Alle anderen Photos © Dietrich Grönemeyer